アーレンシンドローム
「色を通して読む」光の感受性障害の理解と対応

Reading
by the
Overcoming Dyslexia and Other Reading Disabilities
Through the Irlen Method

Colors

Helen Irlen

ヘレン・アーレン ●著
Helen Irlen

熊谷恵子 ●監訳
Kumagai Keiko

熊谷恵子・稲葉七海・尾形雅徳 ●訳
Kumagai Keiko　Inaba Nanami　Ogata Masanori

金子書房

*Reading by the colors : overcoming dyslexia and other reading disabilities
through the Irlen method by Helen Irlen
Copyright ©1991,2005 by Helen Irlen
All rights reserved including the right of reproduction in whole or in part in any form.
This edition published by arrangement with Perigee, a member of Penguin Group（USA）
through Tuttle-Mori Agency,Inc.,Tokyo*

推薦の言葉

　これまで，私は，これほどに，子どもの読み能力に即時にインパクトを与えるような教育的技術を他に見たことはありませんでした。
　　ブルース・ベル教育修士（Brucie Ball, EdS.），フロリダ州，ダーデ公立学校区人事専門担当

　私たちは，対処法を受けられるようにと，アーレン博士のウェブサイトとクリニックの情報を何百人もの人に送りました。その多くの人は，大きな安心を得られました。私たちは，対処法の前後で，その対処法のクライエントたちへの影響がどのようになるのか追跡しました。その結果，対処法から恩恵を受けることは，脳機能のバランスをよりよくするような支援であることを知りました。SSSは，困難さのなかの多くの因子の1つであり，そして，アーレン法はとても簡単で効果的だと思いました。
　　ダニエル・エイメン医師（Daniel Amen, M.D.），（ニュース・ニュースレターにおける中心人物であった）　また，『ADDの治癒』の著者

　教師たちは，この対処法によって，読まない人が読む人へとなり，より長く読めるようになり，そして，読み速度と読解も強化されたと報告しています。
　　エレン・クリル（Ellen, Crill），カリフォルニア州チャワナキー統合学校区

　読みに困難さがあった人に対するこの対処法に，もっとも重要な進歩が見られました。
　　ジョン・バルド（John Bald），読み書き専門コンサルタント，国定カリキュラム委員会，作家

　この仕事は，基礎的な視知覚と言語に関する脳の組織に焦点を当てているうえに，ディスレクシアや学習障害へのもう1つ別の次元の，重要な対処法を提案しています。アーレンの有色レンズは，結果的に，視覚的に過剰な情報を受け取り不安定になっている状態を適切に修正しています。
　　ハロルド・N・レビンソン医師（Harold N. Levinson, M.D.），『頭はいいが感情にはうとい』の著者

私たちは，短大に在籍する低学力の学生たちのなかに，SSS のある学生がとても高い割合でいることを発見しました。読みの問題があると報告している SSS のある学生は，アーレンの有色フィルムを使ったうえで，使わないときと同様のテストをしたところ，有色フィルムを使うと読み速度と読解の両方が顕著に改善されました。
　　　ゲン・M・ラミレズ博士（Gen M. Ramirez, Ph.D.），学習支援センター，センター長，カリフォルニア州立大学（ロングビーチ）

　私たちは，支援のための手続きに SSS のスクリーニングを加えました。このことは結果的に，多くの読み困難のある人に対して有色フィルムと有色レンズを使うことによって，特別支援のニーズを回避しました。有色フィルムおよび有色レンズの使用は，特別支援教育に照会しなければならない学生を減らすことができたのです。
　　　カロリン・ロウンサビール（Carolyn Rounsavile），特別支援教育庁，カリフォルニア州バーニング統一学校区

　私は，あなたの発見のすばらしさに気づき，SSS のスクリーニングという有意義な時間を過ごしました。私は，私が診ていた子どもたちと青年たちの見え方のゆがみということに気づかなければ，子どもたちを助けるための明確な指針を得ることはできなかったでしょう。
　　　マギー・ゴリック博士（Margie Golick, Ph.D.），カナダ，マックギル・モントレール子ども病院学習センター主任心理士

　私たちの地域ロータリークラブは，学校のスタッフに対する，SSS があるかどうかを判断するためのスクリーニング検査の施行法を習得するためのトレーニングの助成金を寄付しました。その結果，200 人の学習障害児がそのスクリーニング検査を受け，その 75％に SSS があることがわかり，その子どもたちの読み書き，読解，算数・数学を支援することができました。これは簡便で常識的なアプローチでした。費用としては非常に安くすみ，その結果，最大の効果がもたらされました。
　　　アーサー・マックロー（Arthur McCullough），カリフォルニア州エスコンディド西ロータリークラブ

　人々は，さまざまな学習困難を支援してもらおうと私たちのところに来所します。多くの人は，音読と綴り，もしくは読解に困難を示しています。しかし，そのような困難さにある基本的な原因の診断は多様で，特殊な症状から脱却することを必要とします。私たちは，ヘレン・アーレンが SSS と提唱した特定の症状に気づくことがとても助けになることに気づきました。なぜなら，人々の困難さを解決するために，比較的容易に除去することができる特定な層の問題であるからです。そして，紙面

の上に印刷された文字を目で見るときの困難さを解決することによって，音韻意識や概念イメージのような他の段階の情報処理をよりうまく処理することができるようになるのです。

　　フィリス・リンダムード（Phyllis Lindamood），カリフォルニア州リンダムード・ベル学習プロセスセンター，センター長

　私は，アーレンのスクリーニングと対処法の技術が採用されるように，テキサス州のリハビリテーション統括部門に推薦しました。今では，他の州の「リハビリテーション統括部門」にも採用されてもいます。

　　ジャック・グリーソン博士（Jack Greeson, Ph.D.），テキサス州リハビリテーション統括部門，州公認心理士コンサルタント

ご注意

　この本に書かれている情報は真実であり私たちの知識を最良に補完するものです。ただし，この本は医療行為に対しては，単に補助的なガイダンスとして意図されたものであり，医師からの医学的な診断やアドバイスに代わるものではありません。医師は，適切な医療の提供のために必要な，個人の年齢，性別，過去の医学的履歴などさまざまな情報から判断を行います。この本は，傷病者に対する医学的な関わりや医学的リハビリテーションを行うことに関係したことは含んでいません。また，ここに書いたすべての支援方針で示したことは，著者，イラストレーター，技術コンサルタント，出版社自身の利益につながるものではありません。著者と出版社は，この情報を使うことに関連する権利を放棄します。

日本語版出版に寄せて

　熊谷恵子博士は，さまざまな学習の困難，読み書き算数の困難，注意の困難などのある発達障害の人を支援するために深く関わっている専門家です。そのような知識があるうえで，高度な専門的な見地から，私の本を翻訳してくれたことに感謝したいと思います。

　熊谷博士とは，アーレン法に関する仕事で過去10年間の関わりがあります。彼女は，悩める子どもたちや大人たちの生活を改善するために，この新しい方法を理解し，研究することに興味をもってきました。彼女は，アーレン法を知り，この技術を日本に導入した最初の人です。彼女は，アーレン法の正式なトレーニングを受け，この間，日本の子どもや大人たちを支援するために，アーレン法を用いてきました。そして，日本人にとってのアーレン法の利点や恩恵に関する研究をしてきました。

　彼女は，私の本の真意を理解し，的確に翻訳することのできる最良の専門家です。どの本を翻訳するためにも，内容を理解することが大切です。多くの専門用語や専門的な概念が加わっている『アーレンシンドローム「色を通して読む」光の感受性障害の理解と対応』は，英語から日本語へ翻訳することはそう簡単なことではなかったと思います。熊谷博士は，『アーレンシンドローム「色を通して読む」光の感受性障害の理解と対応』に込められた情報を正確に反映したうえで翻訳してくれるにあたり，多くの時間を費やしたに違いありません。熊谷博士は，この努力のために私的な時間も費やしてきてくれたと思います。

　翻訳されたこの本が，有色フィルムと有色のアーレンレンズという光学フィルターを使うことによって恩恵に浴することができる日本人がいることに対する気づきを提供し，さらに教育現場においてもその理解が深く浸透することを願ってやみません。私は，熊谷博士らが翻訳したこの本を読んだ人が，アーレンの症状を的確に理解し，そしてまだ，アーレンシンドロームがあるという診断がされないままに，アーレン法の恩恵に浴することができない人たちに対し

ても大切な示唆を与えてくれることを確信しています。

　私は，私の本を翻訳してくれた熊谷博士に対して深く感謝します。とくに，彼女が英語圏の世界を越えて，このメッセージを広げてくれることによってアーレン法に光を当ててくれることにとても感謝したいと思います。

ヘレン　L　アーレン
アーレンセンター，国際センター長
www.irlen.com

監訳者まえがき

　私が「アーレンシンドローム」と出会ったのは，2002年から文部科学省の長期在外研究員として英国のマンチェスター大学に行ったときのことです．私はせっかく与えられた機会なので，この期間にできるだけのことはやろうと，自分でさまざまな学校に連絡をして，発達障害のある子どもたちがどのように支援を受けているのかを見にいきました．公立のプライマリースクール，ハイスクール，自閉症の私立学校，学習障害の私立学校，ADHD（注意欠如多動性障害）の私立学校，中度の障害のある子どもたちがいる特別支援学校，重度の障害のある子どもたちがいる特別支援学校などさまざまな学校です．マンチェスター周辺あるいはロンドン周辺，その他の遠い地域にも行きました．

　ある日，マンチェスター郊外にあるハイスクールのリソースルームで，ディスレクシアの子どもの個別指導を見学させていただいたときのことです．指導をしていた読みの専門教師であるポーリン・バーバー先生が，ローズ色の有色フィルムを子どもの本にかぶせやすくするために，本のサイズにカットしながら，「この子はね，この色のフィルムを使わないと，文字が飛び出して見えてしまうの」と言いました．私には初めは何のことを言っているのかよくわかりませんでした．その後，その先生から紹介してもらったアーレンセンター北西地区（Irlen Institute North West）でアーレン診断士のジョン・ヒラリー氏に講義を受け，アーレンシンドロームの存在と有色フィルムや有色フィルターで見え方を支援できるアーレン法を知ったのです．

　日本に帰国後，スクリーニングを自分でやるにつけ，アーレンシンドロームの人たちの悩みに接するようになり，アーレンフィルターのフィッティングの必要性を感じるようになりました．そこで，今度はアーレン診断士の資格を取得することにしました．もちろん米国のヘレンのところに行くことも考えましたが，慣れている英国のアーレンセンター北西地区に行き，ジョンからトレーニングを受けました．

　そして，また日本に帰国して，アーレンフィルターのフィッティングを開始

したのです。アーレンフィルターのフィッティングをした後の状態のアフターケアを行うためにも,「アーレンの会」という当事者たちとわれわれスタッフとの集まりをつくりました。そこで,当事者もわれわれも一緒に情報交換をすることによって,アーレンシンドロームのある人のフィルター装着後の症状の変化を追ってきました。

この『アーレンシンドローム「色を通して読む」光の感受性障害の理解と対応』には,ヘレンがこのやり方を考え出した経過が書かれています。新しいことを発見するということのたいへんさ,それを人に伝えることのたいへんさを読むにつけ,ヘレンの不断の努力と偉大さに頭が下がります。

『アーレンシンドローム「色を通して読む」光の感受性障害の理解と対応』の翻訳は,当初から計画していたのですが,なかなか進みませんでした。しかしこのたび,稲葉七海氏や尾形雅徳氏に翻訳の協力が得られ,ようやく日本語翻訳版を出版することができました。出版を引き受けてくださった金子書房と,その編集部の加藤浩平氏,井上誠氏には,本当に感謝します。長くかかりましたが,ようやく,皆様のご協力の下で,出版されることになり,感慨ひとしおです。

この本を手にとっていただいた人には,ヘレンの提唱したアーレン法を理解していただき,日本人のアーレンシンドロームのある人の悩みが,周りの人に理解されるようになってほしいと切に思います。また,アーレンシンドロームのある人は,他の感覚過敏性ももち合わせていることが多いので,同時に,他の感覚過敏性のある人への理解の入り口にもなることを願っています。

監訳者 熊谷恵子

目次

推薦の言葉　　i
日本語版出版に寄せて　　iv
監訳者まえがき　　vi
序　　xiii
まえがき　　xvii
自己チェックリスト　　xix

第1章　なぜこの本なのか　　1

1. 問題の大きさ　　2
2. SSSの影響　　2
3. 家族もまた影響されている　　3
4. 本質的な診断と対処　　4
5. よいニュース　　5
6. 新しい概念からの希望　　6

第2章　発　見　　9

1. 不十分な支援　　10
2. 反応しないシステム　　11
3. 隠れている学習の問題　　13
4. 間違った診断を受けた子　　14
5. 支援システムの弱さ　　16
6. 新しい答えを探して　　17
7. なぜ成人を対象としたのか　　18
   　検査を受けること　19　治療教育　19　将来に対する恐れ　20
8. そして研究は始まった　　20
9. 彼らが経験していること　　21
10. さらなる疑問　　21
11. 適切な対処法に関する研究　　22
12. 幸運な突破口　　23
13. 色が読み書きを可能に　　24

14. なぜフィルムをやめたか　25
  15. 発見は公表されてきた　26

第3章　SSSとは何か　31

  1. 知覚の問題　31
  2. 問題の拡張　32
  3. 何がSSSには起きているのか　33
  4. 5つの成分　33
      ◈光の感受性　34　◈不適切な背景の状態　35　◈貧弱な印刷解像度　39　◈認識できる視覚の範囲の狭さ　46　◈持続的注意の欠如　51
  5. それらの問題の結果　51
  6. 非効率的な読者　52
  7. 連続した概念　52
  8. ここまでのまとめ　53
  9. 子どもたちの体験　55
  10. SSSのある子どもの親　56
  11. 新しい方向の発見　57
  12. 大人が経験すること　58
  13. 気をつけなければならないこと　59
  14. 何が支援か　60
  15. 何がSSSの原因か　61

第4章　読むこととSSS　63

  1. なぜ読むことは大切なのか　64
  2. SSSが読み能力に与える影響　64
  3. 上手な読み手　67
  4. 上手な読み手にもSSSは存在しうる　68
  5. 読みの基礎的なスキルを超えて　69
  6. 不安定な読みの情報処理過程　70
  7. 長続きしない読書　71
  8. 発達により読めるようになるか　71
  9. 身体への影響　72
  10. 休憩すること　73
  11. 環境も要因の1つ　75
  12. 素材について　76
  13. 読み能力をアセスメントする　76
  14. SSS：パズルの1ピース　78
  15. 読みのテストで改善を測れるか　80

第5章　学習障害に見られるSSS　　83

1. 学習障害とは何か　83
2. 学習障害を経験するのは誰か　84
3. 問題点の例　85
4. 学習障害のある人の自己評価　86
5. 学習障害の原因は何か　86
6. 学習障害のタイプ　87
　　●視知覚　87　●聴知覚　88　●記　憶　88　●運動障害　88　●多動性／被転導性（注意力の散漫さ）　88　●ディスレクシア　89
7. 学習障害のアセスメント　89
8. 親たちにできること　90
9. SSSはどのように関与するか　90
10. アセスメントの難しさ　91
11. 誤診という問題　92
12. SSSがある学習障害の人　93
13. 対　処　法　96
14. ゆっくりとした変化　98

第6章　ディスレクシアとSSS　　99

1. ディスレクシアとは何か　100
2. ディスレクシアの及ぼす影響　101
3. ディスレクシアの原因　102
4. SSSがディスレクシアに及ぼす影響　102
5. SSSのあるディスレクシアの人が見る世界　104
6. SSSの対処法がディスレクシアに及ぼす影響　105
7. ディスレクシアの改善　108
8. 代替手段　109
9. ディスレクシアと診断されたら，それで終わりだろうか　111

第7章　SSSとその他の問題　　115

1. 行　動　115
2. 態　度　117
3. モチベーション　117
4. 自尊感情　119
5. 距離感　120
6. スポーツ　122
7. 動きを見極める　122

8. 環　境　123
9. 協　調　123
10. 音　楽　124
11. 数　学　125
12. 手書き　125
13. 作　文　126
14. 書き写し　126

第8章　SSSを見つけるためのスクリーニング　131

1. SSSスクリーニングの紹介者　131
2. スクリーニング：第1段階　133
3. 皮を取り除く　133
4. 既存の検査：SSSを見逃すな　134
5. スクリーニングでの目標　135
6. 適切な質問　136
7. スクリーニングをする時期　137
8. スクリーニングの前に視力検査　138
9. どのようにスクリーニングが始まるのか　139
10. 質問：多くの質問　139
11. 家族を巻き込んで　140
12. ユニークなスクリーニング　141
    セクション1：質問　142　セクション2：課題　142　セクション3：有色フィルム　144
13. どの色がよいか　146
14. SSSはどの程度現れるのか　147
15. スクリーニングの費用　148
16. より詳細な検査とフィルター作成へ進む　149

第9章　的をしぼってSSSのトリートメントを　151

1. なぜ色を選ぶことがそんなに大切なのか　151
2. 注意！：フィルムの色≠フィルターの色　152
3. 専門家を使いなさい　153
4. 対処法を行ったあとに何が起こるか　155
5. フィルターだけでは十分とはいえない　159
6. 学習の問題に関わる他の要因　160

第10章　まとめ　163

1. SSSが唯一の問題だとしたら　163

●対処後はどうなるか　164
2. SSSが唯一の問題でなかった場合　164
　　●他の問題がSSSをぼやかしてしまう場合　166
3. SSSはあるが解決策が見つからない　167
4. お手上げ状態　168
5. 成功パターン　169
6. 成功を妨げる要因　170
　　●仲間からの圧力　170　●行動の問題と自尊感情の問題　171　●脱，習慣　172
7. 学校はどのように支援できるか　172
　　●照　明　173　●紙の色　173　●他の修正　174　●支援サービス　175

第11章　今後に向けて　177

1. 研究の発展　178
2. 教育におけるSSS　179
　　●ためらい　180
3. 標準化検査　180
　　●システム不足　181　●環境のなかのSSS　183
4. アーレン法とSSS以外の問題　183
　　●ADD（注意欠如障害）　184　●頭部外傷，脳震盪，むちうち　185　●ASD（自閉症スペクトラム障害）　185　●頭痛，偏頭痛，その他の身体的苦痛　186　●医療の状況　188
　　まとめ　188

さまざまなコントラスト　189

索　引　197

謝　辞　200

序

　最新版であるこの『アーレンシンドローム「色を通して読む」光の感受性障害の理解と対応』は，長い間待望の書でした。私は，読者と最新の情報を共有できることをうれしく思っています。この本を1991年に初めて書いたあと，一連の技術開発とその進歩を通して，色を使用することを取り巻くさまざまな状況が変化してきました。結果として，私は何をやってきて，なぜ他のやり方と違っているのかを学ぶことができました。

　初版本が出たあと，さまざまなものが変わってきました。この最新版には，新しい情報を載せることができたうえに，Scotopic Sensitivity Syndrome（SSS：のちにアーレンシンドロームといわれるようになる）があり，さらに他のタイプの問題もあり，そして色の恩恵を受けることのできる人に気づくこともできました。

　最近の研究は，私の提案した方法が，視知覚の問題に対して，なぜ，どのように効いているのかについて，以前よりずっと説明することができるようになってきました。私たちは，文字が印刷してある紙面の問題を把握することができるようになってきました。また，他のさまざまな問題があることもわかり，さらに支援できる人たちがいることがわかってきました。最新版であるこの本は，アーレンシンドロームのある人たちが悩んでいることのうちのわずかかもしれませんが，それらを多くの人に知らせる機会を提供することになると思います。

　人のさまざまな発達段階において，アーレンシンドロームのある人は，多くの教育的あるいは医学的問題をもちうることになります。そのなかで，とくに，蛍光灯や光のまぶしさ，あるいは光沢のある白紙の上の文字を読むということに悩んできました。この最新版は，アーレンシンドロームがあるのに，それに気づかれず，ADD（注意欠如障害）やADHDという周辺の誤ったラベルづけをされた人たちが，どのようにしてそうなってしまったのかということも説明しています。有色フィルター（またはレンズ）やフィルムを装着することによ

って，その人の問題解決が支援できるのですから，誤ったラベルづけがされてしまうことは，意味がありません。また，こうした光に対する感覚の過敏性は，自閉症や他の多様な脳機能の医学的問題のある人に併存している可能性があります。

したがって，いったんそのようなラベルをはずしてその人の症状をみて，適切な要因の特定をしなければなりません。私の提案した方法，すなわちアーレン法といいますが，この対処法は，光の感受性が強く，とくに視覚的な感覚を過剰に受容してしまい，結果的に読みに問題のある人のためになりますが，さらに，感覚統合の悪さやその他の感覚の問題をもつことで物理的な不愉快さのある人のためにもなります。それは，これまで有色フィルターで支援してきた人たちのさまざまな症状の変化からの確証があります。アーレン法は，このような人たちのための問題解決のパズルの1ピースである可能性が強いのです。

1988年に米国のテレビの『シックスティ・ミニッツ（60 Minutes）』というニュース番組でアーレンシンドロームが取り上げられオンエアされたときは，歴史に残る大きな反響があったとテレビ局から聞いています。私はそのときにも Scotopic Sensitivity Syndrome（SSS）という用語を提唱しましたが，その後，私の名前をとって多くの人が，SSSを「アーレンシンドローム」というようになってきており，公にもこの名前で紹介されることが多くなってきました。本人がわずかしか困難を感じていないものの，明らかに困難があるという子どもや大人たちも，それまではそうした困難がどのような要因のために起こっていることなのかわからなかったのですが，そのような人たちにとっても，このニュース番組でSSS，すなわちアーレンシンドロームというものがあると紹介されたことが，問題解決の突破口になりました。

その後約20年，私とスタッフたちは，何千何百人の子どもとその保護者，あるいはその他多くの大人たちも支援してきました。このアーレン法で初めのころに私が検査してきた子どもたちは，これまで長い時間がたっているので，その子どもたちが成人して，自分の子どもたちも連れてくるようにもなりました。このことから，アーレンシンドロームは遺伝的要素があるということが十分考えられると思われました。

私たちは，1980年代の初期から人生のさまざまな発達段階にいる人たちを

支援してきました。このなかには、法律家、物理学者、心理学者、教育者、読みの専門教師などの専門的職業についている人もいました。このような人たちを含めて、多くの人たちがアーレン法の恩恵を受けることができました。しかし、教育や心理学の専門家の世界では、アーレン法が認知されているとはいいがたい状況がありました。その1つの理由は、成功を裏づける研究的基盤が十分ではなかったことです。私が論文を初めに投稿した時代には専門的な学会は否定的でした。しかし、その後多くの研究がなされ、アーレン法で装着する有色フィルターは、読み速度、音読の流暢さ、読解など、目を使うことによって起こる問題を改善できることを公に示してきました。そして、縦断的な研究でも、長年にわたって、改善度が維持されることも示されてきました。また、このアーレンの有色フィルターとプラセボのフィルターとの比較研究の多くが、アーレンの有色フィルターは効果があることに疑いのないことを示してきました。最近の科学者は、脳の画像診断技術を使って、アーレンシンドロームが、視覚情報を正しく処理する能力の不全による知覚処理過程の問題であることを示してきています。今では、当初この方法に疑問をもっていた多くの専門家に対して、このような研究が、アーレン法の技術を認めさせはじめてきています。

　初版本を私が書いたときには、アーレン法に関する研究がまだほとんどありませんでした。私は、「初めてディズニーランドを見つけた子ども」のように興奮していました。私は、症状を改善する希望がないと思われていた子どもや大人たちに1つの支援方法を提供できることがわかり、うれしくてしかたがありませんでした。私は、視知覚の問題があり、そのために読みに困難さがあった人たちが、個々人それぞれに異なる色のフィルターを通して見ることで読みが改善するということを見つけて本当に驚いてしまいました。私は、そのときは、これは単なるアイスブレークであり大した方法ではないのではないかと思い、自分が見つけた方法が、神経学的にも根拠のある改善法であることを知りませんでした。

　私たちは、それから約20年たって、さらに大きく前進してきました。アーレンシンドロームが知られてくるようになり、多くの学校区でアーレンシンドロームが疑われる子どもたちの紹介数が増加してくることに伴い、検査者の質を向上させ、検査記述をより充実させて準備しなければならないと思うように

なってきました。米国カリフォルニア州から韓国へ，アイスランドから南アフリカへと，アーレン法は世界中に広まり，今では，世界の多くの教室で，多くの子どもたちが有色フィルターを使って本を読んだりしている状況です。有色フィルターは，ACT や SAT などの学力検査，またその他の標準化された個別の心理検査や知能検査（標準化検査）においても，検査時に使用できるように考慮されはじめています。アーレンシンドロームの研究成果が出されるにつれて，このアーレン法が受け入れられ，理解を得られるようになってきました。

　私は，この本を読んでいただくすべての人と知識を共有できることに，感謝を述べたい気持ちでいっぱいです。これまで，教育者や専門家によって支援の方法が何もないと思われてきた子どもや大人たちに対しても支援できる機会を開きたいと思っています。

ヘレン　L　アーレン
アーレンセンター，国際センター長

まえがき

　まるできらめくダイヤモンドの先端部分が見つかるように，1つの希望の光が，教育分野の経験から射すことがあります。これまでも時折，このような注目に値する発見がありました。私は30年にわたり学習困難のある子どもに関わる仕事をしてきました。これまでも，ひと握りの注目すべき発見がありました。この本には，学習困難に対して1つの突破口を開く内容が述べられています。

　読みの情報処理過程の問題の解決をきっかけとしたヘレン・アーレン（Helen Irlen）の発見とその貢献は，いわゆる視知覚に問題がある人に対して大きな可能性をもたらすものとなるでしょう。Scotopic Sensitivity Syndrome*に関する私の仕事では，読みに困難さのある人がアーレンの有色フィルターを使うと紙面にある印刷された文字を突然読むことができるという劇的な変化を目にするところに立ち会います。私はこれまで，文字が動いたり，ぼんやり見えたり，行がはっきり見えなかったりすることで読みに困難さがある子どもや大人が，アーレン法を受けることによって，初めて，本からの情報を正確に受け取ることができ，うれしさに涙を流す場面をよく見てきました。このアーレン法を受けることで視知覚の情報をゆがみなく処理できるようになるこの現象は，読みの困難な人に，物理的支援でその困難を軽減することができるものです。読書をしようと思っても，2～3分しか持続して読めなかった人が，60分間もずっと本を読むことができるようになったことは，信じられない経験でした。頭痛や苦痛もなく，読む課題に取り組む時間が増えることは，本人にとってもびっくりするほどすばらしいことです。読むために目をしばたたかせたり，読んでいる紙面をまぶしい光源から手で隠して暗くしたりすることなく，快適に読めるようになることは，不安感をぬぐい，代わりに人を安心させることに

　＊訳者注：Helen Irlenが提唱し，後に「アーレンシンドローム」といわれるようになった症状群。日本語では「光の感受性障害」という用語が適切ではないかと思います。

なります。また，安定した奥行き知覚を得，周りの環境におびえることがもはやなくなることで，安心して生活ができるという感覚も得られます。

　あなたはこのヘレンの本を読むと，ヘレンがSSSの問題をどのように発見したかを知ることになります。ヘレンの方法は，私たちの時代での最もすばらしい教育的な貢献の1つであると思います。SSSに関する科学的研究は，より詳細になされるようになってきたので，将来の学生は，視知覚の問題のために，読むことに失敗して正確に読めなかったり，それにストレスを感じたりすることはなくなるのではないでしょうか。アーレン法は，私たちの生涯のなかで最も歓迎すべき技術であると感じています。

　　　　　　　　　　　　　　　　　　　　　ダーレ　R　ジョーダン
　　　　　　　　　　　　　　　　　　　アーカンソー州クラークスバリ
　　　　　　　　　　　　　　　　　オザークス大学国立学習障害センター長

自己チェックリスト

あなたは本や文字を読むときに何らかの困難さはあるでしょうか。
下の質問は，本や文字を読んでいる最中のことについて尋ねています。
質問に答えてみましょう。

No.	質　問	はい	いいえ
1	文字や単語，行をとばしてしまいますか。		
2	同じ行を繰り返し読んでしまいますか。		
3	集中力が簡単に途切れたりそれたりしますか。		
4	読んでいる最中に，よく休憩をとらないといけなくなりますか。		
5	長く読み続けることが困難ですか。		
6	読んでいると頭痛がしますか。		
7	読んでいるときに目がかゆくなったり涙が出たりしますか。		
8	読むと疲れを非常に感じますか。		
9	読んでいるとき，まばたきをしたり，目をしばたたかせたりしますか。		
10	薄暗い光の中で読書するほうが好きですか。		
11	顔を本の紙面に近づけて読みますか。		
12	読んでいるところを指さしながら，または何か他にマーカーを使って読みますか。		
13	読むときにそわそわと落ち着きがなくなりますか。		

- もし，これらの質問にあなたが「はい」と3つ以上答えたならば，読み書き障害（ディスレクシア）の可能性の他に，読みを妨害するアーレンシンドロームといわれる光の感受性障害によって，見るものにゆがみを生じているのかもしれません。
- このような問題に対しては，この問題かどうかを素早く判断し，それを乗り越えるために支援する基本的な段階の簡便なスクリーニング方法があります。教育者のなかでも，スクリーニングの資格をとることをすすめます。

　＊訳者注：チェックリストの多くに「はい」と答えた人は，まず眼科医に診てもらいましょう。視野や視機能など眼科的問題がとくになければ，アーレンシンドロームの可能性もあります。

ここにある詩は，読みに対してストレスを感じているアーレンシンドロームのある大学生が，周りの人に対して自分を理解してもらいたいために書いたものです。

　　BとDは同じく見える。
　　そしてPとQも。
　　NとUはいつも混同してしまう。
　　そしてMとWも。
　　ページが光って見える。それは私の目を傷つける。
　　単語は，ページの上をジャンプしている。
　　小さい芋虫のように，単語は，伸びたり縮んだりして身をくねらせる。
　　それらは，私に叫び声を上げさせる。
　　先生は，私に「何度もやってごらんなさい」と読ませる。
　　私は読んで読んで読んで……
　　このことで，私は頭を痛める。
　　痛めて痛めて……
　　そして私は泣きはじめる。

　　　　　　　　　　　　　　　　　　ダイビッド・アートーソ

第1章 なぜこの本なのか

　世界には，読みに困難さを抱えている子どもや大人がたくさんいます。そのうちの一部の人は，学習困難あるいは学習障害と診断されています。しかし，数えきれないほど多くの人が誤診断を受けたり，あるいは，まったく診断すらもされていない状態にあることも少なくありません。

　それらの人に読みの問題があり，その困難を乗り越える方法として，視知覚の障害があることが最近明らかにされてきました。このような問題をScotopic Sensitivity Syndrome＊（以下，SSS）と名づけました。SSSのある人は，ある特定の波長の光に過敏性があるために，見える周りの世界をゆがんで知覚してしまいます。

　光は視知覚系の基礎的な情報の成分です。このような視知覚系の機能がうまくいかないことがあります。読みの問題のある一部の人にとっては，光を適切な度合いで受容することができないことによって，このような読みの問題も起こりうるのです。SSSの視知覚のひずみは，真っ白い紙面の上に黒く印刷された文字があるというようなコントラストが強い場合に，文字を読むとき，最も顕著に起こります。

＊訳者注：Helen Irlenが提唱し，後に「アーレンシンドローム」といわれるようになった症状群。日本語では「光の感受性障害」という用語が適切ではないかと思います。

1. 問題の大きさ

　この要因から起こる問題の範囲はきわめて広いといえます。読みの問題は，米国だけではなく，他のいろいろな国においても報告されています。多くの人は読みの治療教育によって改善しますが，一部の人は，読みの治療教育を受けても読みが改善するわけではなく，また，その人が大人になってもその問題が解消されるわけではありません。多くの子どもが，読みや学習の問題を大人になっても抱えてしまうことになります。そして，彼らを支援するためにさいた多くの時間，多くの努力，治療機関受診や習い事のたぐいにかかる高額な費用にもかかわらず，それらの人たちの問題は残ったままとなってしまいます。これは，社会にとっても損失なだけではなく，その人個人にとっての悲劇です。

　多くの人は，読みや学習の問題と一生格闘し続けなければなりません。教育者も専門家も疑問をもち続け，新しい答えを探し続ける責任があります。多くの異文化圏の人たちも，すべての子どもや大人を支援するために，この書籍『アーレンシンドローム「色を通して読む」光の感受性障害の理解と対応』から的確に答えを見つける必要があります。SSSは，すべての人にとっての決定的な答えではありませんが，一部の人にとっては，困難さを読み解くパズルの1ピースである可能性があります。

2. SSSの影響

　SSSについて，ここで述べたいと思います。SSSのある人は，見た目には順調に発達していきます。しかし，読みや学習の過程において，SSSは，彼らの道をふさぐ大きな岩のように彼らに立ちはだかるようなものとなります。彼らはそれをどのように越えていけばいいのか，すべを知ることができません。障壁の下を潜り抜けることも迂回することも乗り越えることもできないのです。障壁は彼らが前進することを邪魔してしまいます。これまでは，障壁を克服する方法を生み出すことができませんでした。

　このSSSを理解することは，視知覚の問題が基盤にある読みや学習の問題

を理解するための新たな洞察を提供するものです．SSS を理解することは，なぜそんなに重要なのでしょうか．なぜなら SSS のある人たちは，読みや学習の困難があるだけではなく，それがあることで，見ることによって生じる他のことでも苦しんでいるからなのです．それによって，たとえば，自己概念の低下なども引き起こす恐れがあります．

　すなわち，社会は，子どもに，ある一定の継続的な達成度を期待します．しかし，一般の人とは異なる見え方の世界を知覚している SSS のある人は，その期待についていくことができません．たとえば，見ている文字がアリのように紙面の上を這い回ったり，紙面の色が変わったように見えたり，紙面に印刷されている文字や単語や文章が他のものとして知覚されてしまったり，楽譜にある 5 本の線が織物のように絡まったり交差したり，また音符も五線譜の線の上を踊り回るように動いて見えたり，車の運転中に隣の車が消えたり現れたり，スポーツの最中にそこにあるはずのボールが見えなくなったり，階段が切り立った垂直の傾斜に見えたりしてしまいます．しかし，他の人は，目に見える世界をこれらの人がどのように知覚しているかわかりませんし，SSS のある人も，「他の人ができることがなぜ自分にはできないのか」を理解できません．SSS のある人は，自分が「落伍者でダメな人間」と思ってしまうかもしれません．「やるべきことをやらなかったからこうなってしまったんだ」と思うかもしれません．このような視知覚の煩わしさは一生，SSS のある人につきまといます．

3. 家族もまた影響されている

　子どもに SSS があると，親はたいへん悩みます．親は，成績が低いのが，子どもの見え方の困難があるためであることを理解できないので，支援に困り，扱いにとても困ってしまうでしょう．親は「子どもがやる気がないからだ」と思っており，いらいらしてしまいます．親は，子どもの学力的な問題を認識しても，その原因がわからないためにそれを解決できない教師や学校にいらいらするかもしれません．そして，たとえ学校の支援システムで子どもの問題を認識し子どもを特別支援の対象として認定しても，どのような支援をしても子どもの学力が改善しないので，支援者がいら立ってしまうかもしれないのです．

それらのことに親は恐れを感じています。親の恐れと同じように、その子どもたちも悩んでいるのです。そして、SSSのある子どもの親にもこのタイプの読みの問題が多かれ少なかれあるということで、遺伝的な要素があるのではないかということが認識されてきているのです。子どもは、また、その問題に対してあまり効果的ではない教育を続ける学校におり、そこを出て、大人になってもその問題をもち越してしまっています。

親は、どこも責めようもないために、自らを責めてしまっているかもしれません。親は、家で新たな学習のアプローチを試しはじめたりします。親は子どもの横に座って、子どもと一緒に宿題をやり、子どもに「なんでできないの！」と責め、「さらにこれをやりなさい」と付加的な教育を押しつけてしまいます。そしてそうすることが最良の方法であると感じてしまいます。もし子どもが、宿題ができなかったり、学習の失敗をし続けたりすると、親は子どもに対して、どうやったらいいのかという答えをもっていないことに罪の意識を感じるようになるでしょう。親自身が考えた新しい試みすら、子どもの状況を改善することがないと、親子関係もぎくしゃくさせてしまうことさえ、ともすると起こります。親が子どもを非難する気持ちや、自分がその子を産んだという罪悪感、どうやっても学習が進まないという焦燥感は、子どもにもっとよいと思われる別の個別の支援を探し求めることになるでしょう。親は経済的に余裕がなくても、子どもの能力や可能性を信じてさらにやってあげられることはないか、必要なことはないかと考えてしまいます。親が多くのお金を支払ってでも、子どもに、ほとんど効果のない支援方法を提供することが多く起きてしまっています。

4. 本質的な診断と対処

これらの困難に対応する前に、SSSを正しく診断することがなぜ重要なのかを説明しましょう。最終的には、SSSに対処することを通しても困難さの要因を見つけることができなかった場合には、他の可能性を考える必要があります。その機会をつくるためにも自分の心の扉を広く開けておく必要があります。それでは、他にどのような可能性があるのでしょうか。快適に読むことができる

ようになるということは，1冊の本をすべて読み切ることができるという個人の満足度を上げることにもなります。教育のなかで，そのような満足度を持続させることは，社会人として自分の望んだキャリアに到達できるという有能感や成功感も感じさせることにつながります。当然これは，有能感も成功感も感じられず反社会的な組織（ギャング）の一員として社会の影の世界に生きたり，就職が難しく薬物におぼれたりするような道よりはずっとよいものです。

　SSSと関連する学校での問題のアセスメント，診断，対処法は，今行われている教育的な指導に置き換えられるものではありません。不幸にも，最近の学校で起こる問題のすべてに，答えが出せるものではまだありません。大切なことは，学力の困難を扱う最近の支援方法で，個人のどのような問題もすべてを解決することができるわけではないということです。当然，SSSは，学力の問題の要因の1つであっても，すべてを説明するものではありません。

　これまでも学校での学力や行動の問題に対する多くの適切な治療教育はありましたが，SSSを支援の対象として取り扱うことはありませんでした。SSSの場合には，読む練習，ドリル学習に多くの時間をさいても，より効果的に早く読めるようになったり，誤りなく読解することができるようになったりすることはないのです。

5. よいニュース

　しかし，今は1つの希望があります。SSSのために最近開発されてきた方法は，その障壁となっている困難を打ち砕くために，有色フィルム（colored overlays）や有色レンズ（colored lenses）*を使うことなのです。それらを使用するということは，たとえていうならSSSのある人が，歩く道をふさぐ岩

＊監訳者注：有色フィルム，レンズ，フィルターの用語について。
　　有色フィルムは，colored overlaysの訳として用いており，色のついた半透明フィルムで，紙面の上にかぶせて見え方を調整するものです。
　　有色レンズは，colored lensesの訳であり，視力矯正用の眼鏡のように，フレームに合わせてカットして，眼前に装着するものです。これをとくに視力矯正用のレンズと区別するために，この本のなかでは，有色フィルターともいっています。レンズもフィルターも同一のものをさしています。

やがれきを除いて，きれいで歩きやすい道を進めるようにすることなのです。

SSS のある一部の人には，岩をすべて取り除くことで，将来に，明るい道が開けるようになりますが，他にも取り除かなければならない多くの岩があることがあります。

この本に書いたことは，本を読むということを学習するアプローチではありません。むしろ SSS のある人の，視知覚のひずみを取り除くことによって支援するアプローチです。そして，それは読みや学習に関連する問題となって表れる要因であるいわば邪魔な岩を取り除くということなのです。視知覚のスムーズな情報の取り込みは，読み活動を効果的に行える基盤となる文字の識別力を上げることになります。SSS のある人の視知覚を改善することは，読みの治療教育にもよりよい利益をもたらすことができます。

6. 新しい概念からの希望

この本は，SSS という新しい要因のため，学校の課題をこなすのに多くの時間がかかり，他の社会生活や友情や余暇のための時間が奪われ，ストレスを感じている人のなかで，さらにもっとよりよく生きたいと感じている人に対して，学校の教室や社会のなかで生きるための希望を提供します。彼らの抱えている困難さを把握し，それを解決するために必要なことは，その困難さが視知覚の問題によって起こっているのかどうか，もしくは，視知覚だけではなく認知能力の問題はないのかどうかを再度検査し検討することです。学校生活や社会生活で失敗したり問題が起こったりすることに対して，ただ自虐的に，屈辱的に悩むのではなく，その理由が何であるかを特定し，考え方を変え，対処法を模索するための指針を提供します。

この本は，SSS のある人とその家族に対して，また，彼らを支援する人たちに対して，SSS の概念に気づいてもらい，それに対して何をしたらよいのかを理解してもらうためにあります。SSS は，学校に関連した困難のすべての要因を説明するものではありません。もしかしたら支援する人のなかにも，一部の人には SSS があるかもしれません。いずれにしても，支援を必要とする人に対して，それがどの程度の困難さで，どの程度の邪魔な岩であるのか，判断し

なければなりません。

　これは，すべての人に対する支援法ではないので，これを読んでも役に立たないと感じる人もいるかもしれません。また，私がこの本に書いている特別な対処法が，なぜSSSのある人を支援でき，それほど有効なのかを，読んだだけでは十分に理解できないかもしれません。しかし，SSSに対するこの効果的な対処法は，新聞やラジオ，テレビなどメディアに多く取り上げられてきました。外国でもこの本が翻訳されています。

　なぜ外国でもこの本が翻訳されているのでしょうか。SSSに対するこの効果的な対処法を学んだ人たちは，SSSのある人に対するその効果がわかるにつけ，非常に興奮してきています。それは，彼ら支援者たちが何年も奮闘努力をし悩んできた末に，この効果的な対処法を学び，最終的にSSSのある人に最良な有色フィルターを選ぶことができたからでしょう。SSSがあると診断され，その対処法による恩恵を受けた人は，他の人にもこのことを語りはじめます。自分が語るだけではなく，いろいろな人がこの対処法を知り，同じような原因で悩んでいる人に教えてあげてほしいと望んでいます。世界の多くで，このニュースを共有することは自然な流れでした。メディアが発達してきたために，SSSについてのニュースが，短時間に，そして空間的な距離も超えて他の国にも伝達されるようになってきました。

　たくさんの人が，英語圏以外の他の世界の国でもSSSのニュースを共有したいと訴えてくるようにもなってきました。このようなことから，この本を書くための理由の1つとしては，SSSについての詳細な情報を伝えたいということもあります。SSSの読みや学習に対する影響はどのようなものか，読みの困難な人やディスレクシアといわれる読み書き障害の最近の理論とどのように関係するのか，また，SSSのある人は，どこで誰からその支援を受けられるのかについて書くことです。

　メディアは，肯定的にも否定的にも報道してしまうことがあります。世間の人は，今まで聞いたことのない方法に対しては，あまり好ましいと思わない傾向があります。そして，インチキだとか，悪ふざけに違いないとか，欺瞞であるという情報を流してしまうこともあります。このように，メディアによっては新しい支援方法が毛嫌いされることもあるのです。かえってたくさんの誤解

を生んでしまう場合もあるのです。

　SSSによる読みの問題については，普通多くの人はメディアを通して知ります。メディアは，都合のいいように情報を合成したり，またプロセスを強調したやり方で提供したりもします。週刊誌や月刊誌などの雑誌の記事は，SSSについて十分深くは説明していないために，当時の教育者や研究者に疑いや誤解を植えつける傾向もありました。

　以上のことから，この本は，SSSとその対処法について詳しく説明しています。この本は，SSSという視知覚の要因で起こる困難という新しい概念について説明します。とくにSSSは，見え方に関する問題ですから，重度の学習障害やディスレクシアにもある程度関係しうるものです。最終的には，この本で，これまでの方法では将来的に読みや学習の困難を克服できる希望がなかった人たちに対しても，「色を通して読む」ことによって，読みや学習に成功するチャンスを提供することができる情報を紹介したいと思います。

第 2 章

発　見

　一般に，人は新しく開発された対処法（突破口）について情報を得たときに，それに引き込まれると思います。この本では，SSS の考え方について述べています。この理論は，ゆっくりと約 10 年程度の時を経て米国や世界の数か国に広がりを見せてきました。

　あなたが学校心理士であるとすれば，学校から子どもの学業や学校生活上の問題の診断を依頼され，子どもが紹介されてきます。子どもの問題がIQ の低さにあるのか，あるいは，学習の仕方に困難さがあるのか，学習障害であるのか，行動に問題があるのか，動機づけの低さにあるのか，もしくは態度に関係があるのかなどを判断しなければなりません。あなたは，問題に関係する標準化された知能検査や他の心理検査（標準化検査）を実施して，子どもの状態について診断して，報告書を書きます。これが，学校心理士として，あなたが子どもに対応するときの典型的な仕事*です。さらに，個別の支援による子どもの改善度合いを追跡し，学校の教師に対

---

*訳者注：ここに示してある学校心理士の仕事は，米国でのものです。日本では，学校心理士にかぎらず，心理士など心理検査を施行する技術をもっている人が診断の補助や学校支援のために行っています。

するコンサルテーションを行うことも役割としてあります。

　私もこれまでの10年間は，ある学校区の学校心理士として働いていました。困難を抱える子どもが，教師の評価と私たち学校心理士が行う標準化検査の結果によって，個別の支援ニーズが確認された後，子どもが学校において個別の支援を受け，それによって適切な改善がなされるまで，学校心理士として，さらに子どもの状況を継続的に見てきました。困難を抱える子どもが私に紹介されて心理検査を行い診断を行った場合には，その後，学校の担任にも助言をしたり，子どもと一緒に個別に学習をしたりもしながら，子どもが適切な改善度合いを示すまでは，私の手元で学習の進捗状況を見てきました。子どもによっては，その子どもが高校を卒業した後も10年間は見守ったこともあります。その経験から，私は，学習障害のある子どもに対して，別の角度からの見方があることがわかったのです。

1. 不十分な支援

　長期間，子どもの追跡調査をしていくと，時間とお金，専門技術，本人の積み重ねがあっても，学習の問題が解決しない子どもたちもいました。最もよい教育的な努力があったとしても，個別の治療教育の適切な教示があったとしても，個別にチューターがついて支援されても，多くの子どもは，適切な学習の改善を示さないことがありました。

　1つの例として，ブレインの場合を紹介します。ブレインの親は，ブレインが学力に困難さをもっていることに，小学校1年生のころから気づいていました。ブレインの親は私に，ブレインについて，学校の担任から親にあてて出された手紙を見せてくれました。そこには，「指示に従えない，とくに読むことについては最も下位の集団にいる」ということが書かれていました。学校の担任は，ブレインがおとなしくて内向的な性格であるため，彼の学習の問題はIQの低さにあるのではないかと見立てていました。ブレインの親は，彼が社交的で，家では他の家族に好かれており，ちゃんと自分で生活ができるし，話すことも年齢相応に思えるため，そのような担任の評価には疑問をもっていました。3年生までは，ブレインの学業成績は横ばいでしたが，その後はだんだ

んと下がっていきました。ブレインは読むこと，読解すること，読んだことを思い出すことに困難さがあり，親はとうとう学校に対して，彼の教育的な検査の依頼を申し出ました。そこで，学校心理士がブレインを検査しました。ブレインの検査結果は，彼がリソースルームにおける通級指導を受けることが適していることを示しました。その後，通級指導による特別な支援を何年も受けるようになりました。

　しかし，ブレインは，自分がリソースルームにいるということが自分には合っていないような気がして，嫌でした。そこにいると，「自分が愚かなのではないか」と考えてしまいました。通級指導の支援に加えて，彼は個別のチューターを4年間つけてもらいました。さらに彼は2年間の視機能訓練を受けました。また，回転テーブルの上に課題を置き，テーブルを回しながら，当該学年（当時は5年生）の課題をただ繰り返し，繰り返し学習しました。当時は，教育のなかでこのようなやり方が支持されていました。しかし，彼は，もはや「これ以上，通級指導による特別支援教育は受けたくない」と限界に達してしまいました。彼は，当時よいといわれていたいくつかの支援方法（チューターからの支援，宿題の実施，同じことを繰り返して学習する）であった特別支援教育のやり方に疲れてしまったのです。

2. 反応しないシステム

　親にとって，自分の子どもが問題をもっていると誰か他人から指摘されることは，好ましいことではありません。しかし，親が，子どもに支援が必要であると感じており，支援がほしくても，学校側がその要望を聞こうとしないときには，もっと大きなストレスを感じることになります。時どき，親が子どもの問題に唯一気づいている人であったりするからです。親が学校に対して検査をしてほしいと要望しても，学校区にいる学校心理士に教育的な検査を実施するための手続きをその学校区が開始するまでに何年もかかることがあります。これは，教師のほうが子どもの問題に気づいていないために，親がふだんの子どもの様子を心配していても，検査を受けることに教師が賛同しないために起こります。

このような状況があると，子どもにとって貴重な数年間という時間が失われてしまうことになります。そうすると学習の進度はますます遅れてしまうことになります。学校の教師から聞くことは，親にとって「なぜ？」という疑問符がつくことばかりであることがあります。宿題ができなくても，自動的に今の学年から次の学年に進むことができますし，親が心配する以外には，他の誰からも心配されないのです。

　親は，学校で見える側面とは違った角度で子どもを見ています。子どもは，月曜日の朝に元気に飛び起きて，喜んで学校に行き，十分やる気に満ちて学校の課題に取り組みます。しかし，月曜日の午後，学校が終わるころになると，まるで違う子どものように，うちひしがれてしまって，うつむいて学校から帰ってきます。週の半ばにさしかかると，同じ子どもなのに，月曜日の朝の様子とはまったく違い，次の月曜日までは，すっかりやる気が失われて，何もやろうとしなくなってしまいます。そのような1週間のうちの日々の変化も親はわかるのです。

　親は，学校区から支援を受けられず，結果的に子どもが教育的な検査を受けられないと，おそらく子どもの学習の問題にある背景には，親以外は誰も気づかないことになってしまいます。その結果，1人の若者が，学校という教育システムのなかで，うちひしがれてやる気を失い，学習に対する適切な学習の機会を逃してしまうことになります。子どもが，学校を出て社会に出る前に，すでに精神的にうちひしがれ「自分は学校で落ちこぼれた人間である」と，落ち込むことになってしまいます。

　このようなときの親の気持ちは，どのようなものでしょうか。親は，それほど多くは語らないでしょうが，学校という公的な教育システムが子どもの問題を認識しないときには，親は，自分たち自身で学校以外の資源を探しに出かけていかなければなりません。塾などのいくつかの私的な教育支援はありますし，ホームスクールという形態を選ぶこともできるかもしれません。しかし，親以外の，教師からまたは外部から，学習の問題があると判断されない子どもは，学校の課題を完成させることについても，クラスメートについていくことすらできなくなってしまいます。そのような子どもは新たな支援を受けるために，何度も何度も支援先を求めて遠回りをしなければなりません。

ジョシュは8年生（中学校2年生）です。母親は彼が小学校2年生のときに特別に学校心理士による教育的な検査を受けさせたいと学校にお願いしました。学校は，ジョシュが3年生のときに，彼の視覚や聴力の検査をすることに同意しました。ジョシュはST（言語聴覚士）の評価を受けました。その結果母親は，彼にそのときになされていた学校での特別支援教育には合っていないと伝え，言語療法とカウンセリングを受けさせることにしました。しかし，ジョシュは5年生まで，学校での教科学習を受けませんでした。彼が5年生で，学校の教室での教育を受けるまで，母は，学校から彼を連れ出しました。彼はホームスクールという家での教育を受けながら過ごし，地方の短大の演劇コースに入っていました。10歳で，彼は18, 19歳から23歳のクラスに参加したのです。ジョシュはせりふを読むことはずっと困難でしたが，歌のメロディーラインは簡単に覚えることができました。その後，彼は，学力の問題だけではなく，他の理由から以前通っていた学校の6年生に戻り，7年生（中学校1年生）になるための社会促進プログラムを受けました。

　ジョシュは，高い動機づけと強い意志をもって，毎週，週の初めには学校に行きはじめました。しかし，水曜日までにはやる気がなくなり，残りの曜日は学校に行くことができなくなってしまうのです。7年生（中学校1年生）において，再度教育的な検査を行った結果，読み能力が小学校3年生のレベルにあり，読解能力に至っては3年生のレベルよりも低いことが示されました。母は，それらの結果をもって，ジョシュの状態を説明しに学校に行きました。ジョシュは，検査を受けようとしなかったわけではありません。学校での課題をやろうとしなかったわけではありません。しかし，学校ではやる気がないと思われ，ジョシュの本当の問題を理解してはもらえませんでした。やがて，ジョシュは，学校での失敗が積み重なり，その結果，好ましくない飲酒行動を引き起こし，ついにアルコール依存症となり入院することとなってしまいました。

3. 隠れている学習の問題

　学習の問題は，時どき，表面的にわずかにしか見えないことがあります。子どもが困っていることを学校だけでなく親もわからないのです。子どもは，学

校で一生懸命に勉強しているために，まるで何も問題がなく，宿題もこなしているように見えます。子どもは，学年より下のレベルであればよい成績をつけてもらっているかもしれないのです。

　ブルースの親は，ブルースに読みの問題があるとは思いませんでした。なぜなら，ブルースは行動面ではとてもよい子で，何事も一生懸命にやる子だったからです。成績表でもBをもらっていました。しかし，ブルースは，他の子どもが遊んだり，休んだり，会話している間も，一生懸命宿題に取り組んでいました。宿題をやり遂げようと，非常に多くの時間を使っていたのです。親は，彼がどんなに一生懸命にやっているかを見て知っていました。なぜなら，親は，ブルースのそばで，ブルースが毎晩何時間も音読の宿題をやり，学校でもすらすら読めるように準備をしていることを見ていましたし，さらにブルースがやり終えた宿題のできぐあいをチェックするという役割もこなしていました。しかし，学校の担任は，そのような彼の状況にはまったく気づいていませんでした。なぜなら，学校では，宿題を完全に遂行するためにいかに努力をしているかということに目を向けるのではなく，最終的に自分でやってきたか，どれくらいできたかどうかということに評価の焦点を当てていたからです。

4. 間違った診断を受けた子

　親と学校の担任が，子どもの学習困難の原因に気づかないときには，多くの場合，子どもに行動の問題があると誤って解釈してしまうのです。このように一部の子どもは，行動や態度の問題があると誤解されてしまっているかもしれません。

　スーザンは，高学歴家系の出身です。父親は医師で，他のすべての兄弟姉妹はすでに大学を卒業していました。小学校1年生のときから，スーザンはいつも音読・読解のレベルは，最下位のグループに入っていました。他の兄弟姉妹はみなトップクラスにいましたが，スーザンの成績はいつも悪いほうでした。スーザンは以下のように述べていました。

　　　私の親は，私に，あなたは聡明な女の子であり，あなたの問題は，左から

右へ読むことができないことのみであると言いました。私は私が頭が悪いからだと思っていました。私が大きくなるに従って、学校を恐怖に感じるようになってしまいました。私は通常の学級でちゃんと勉強をしたかったのです。そして、周りの子どもにはからかわれたくないとも思っていました。私の弟は、学校の成績は優秀でした。私の親は、弟のことを誇りに思っていました。私も親の誇りと思われたかったのです。でもそのうち私は、学校がない世界で暮らしたいと思いはじめました。もし、私がとりたい成績をとれなければ、学校を修了することもできなくなってしまいます。私は学校の先生たちに、私が勉強ができない子と認識されたくはないと思いましたので、学校の授業を受けずに、図書館に行ったり、芝生の上に寝転がっていたりしました。

　私はよく考えました。なぜ、私は他の子たちと同じように読むことができないのでしょうか、私が一生懸命に勉強をすると約束したら、他の子たちと同じようにできるのでしょうか、と。

リチャードは、今ではビジネスマンとして成功していますが、学校での成績はとてもよいとはいいがたい状態でした。彼はキリスト教区の学校に行っており、いつも学校の宿題などをやり終えることに問題がありました。

　私の問題が何なのかを誰も理解してはいませんでした。学校の課題を終わらせることができなかった私に、先生は体罰を加えました。私の両親も、普通の子どもがやれることがなぜ私にはできないのかを理解しているわけではありませんでした。両親は、なぜ私が多くの学習の問題をもっているのかを知らなかったのです。

リチャードは、さらに自分のできなさに目を向けることを避け、自分を守ろうとして、悪い行動に走りました。彼は家出をして、学校にも行かなくなり、学校という権威に対しても大きな恨みをもちました。

　私は、他の友だちとはまったく違うので、ずっとひとりぼっちだと感じていました。私は他の人が到達する目標には到底たどり着くことはできないと

思っていました。

5. 支援システムの弱さ

多くのことが明らかになってきました。標準化検査は，学習の問題が誰にあるのか明らかにすることはできます。学習障害があるかどうかの検査ではありますが，短い期間に2度以上検査することはできません。

驚いたことに，標準化検査の多くの結果は，学校の教師の見る子どもの学習の問題の評価とは異なることも多かったのです。多くの子どもは，どのような問題をもつのでしょうか。学校の教師は，彼らができないということが，どうして起こってしまうのかを明らかにできないため，特別支援教育に照会していました。しかし，1年以内ないしは1年程度であっても，そのような子どもは教育で成功することはありませんでした。学校の教師は，これらの子どもに学習の困難があり，学級の他の子どもに追いつくことができないと評価し判断しました。しかし，子どもには知的能力の問題も，動機づけの問題もありませんでした。また，標準化検査ではどのような問題があるのか明らかにすることができませんでしたので，子どもに合った特別な支援が提供できませんでした。

デボラについて，学校は，どのようなタイプの読みの問題がある子どもなのか，認識していませんでした。小学校2年生のときには，デボラは成績がよいほうでした。しかし，2年生のうちにあっという間に学力が遅れてしまいました。親も学校の教師も心配していました。デボラは学校では席にも座っていられませんでした。やがて，課題に取り組まず立ち歩いてしまうデボラは，周りの子どもからクスクスとあざ笑われるようになりました。そのようなことがあったために，デボラは学校から出された課題や宿題をしようともしなくなりました。しかし，デボラは，3年生の始まりには元気で登校し，明るくて，学校で勉強をしようという動機づけも高くなりました。しかし，デボラが学校に行き続け，やっぱり勉強ができないのだと思いはじめるとまた，元気がなくなり，やる気も失ってしまいました。

親は，ついに学校にデボラの検査を依頼しました。学校は，その学校区の学校心理士の教育的な検査の結果，どのようなタイプの学習障害もないと判断さ

れました。親は，デボラは明るくて器用ですが，勉強をする気がない，しようとする動機づけが低いだけなのだと言われました。さらに，学校心理士は親に「いかにやる気を出させたらいいのか」ということを学ぶようにすすめました。しかし，年月が過ぎるに従い，状態が固定化し，デボラの学習の遅れは，さらに際立って目立ってきてしまいました。

　私は，このようなケースをたくさん見てきましたので，他に問題があると確信するようになりました。子どもが学習の問題をもつことが明らかになり，その子どもに支援が提供されても，それまでの学習を改善する技術や治療教育のアプローチでは十分ではありませんでした。私たちがしてきたこと，試してきたことで学習が進まなかった子どもはたくさんいたのです。それまでの教師や学校心理士，専門家といわれる人たちは，それらの子どもの学習を進めるための答えをすべてもっているわけではなかったことが明かになりつつありました。学習の問題がある多くの子どもは，社会生活を含めた一生涯の生活のなかで成功するための基本的な能力をもちながらも，大きな限界をもちながら大人になってしまっていたのです。

6. 新しい答えを探して

　1981年，合衆国政府は，カリフォルニア州立大学ロングビーチ校に，成人の学習障害の問題を研究するための助成金を出しました。私はそのコーディネーターとなりました。この立場は，これまでの治療教育への反応が悪く順調に発達しなかった子どもや，親が子どもの問題に気づいていても学校の支援システムによっては，子どもに問題があると発見されなかった子どもの学習の問題を研究するためのよい機会となりました。

　私は研究の基本的な特徴づけを行いました。すなわち，以下の3点です。研究の目的となる学習の問題の要因は，これまで専門家が知らない問題であること，まだ，私たちが知らない学力を制限する未知の要因があると仮定すること，子どもたちは，提供されるべき支援を受けてこられなかったために改善されなかったのだということです。なぜなら，現在の支援システムで，すでに対処できる範囲の問題以外には，当然ながら，まだ支援が用意されていないわけであ

り，それを明らかにする必要があるからです。

7. なぜ成人を対象としたのか

　私は研究の対象を成人に限定しました。それはなぜでしょう。第1に，子どもに焦点を当てた学習障害に関する研究のほとんどは，これまでやりつくされてきていました。第2に，子どもの研究の場合，発達の問題なのか，教育の問題なのかを決定することが難しいことがあります。すなわち，教授法の問題なのか，カリキュラムの問題なのか，または環境的・文化的要因からなのか，情緒的問題を含むその他のさまざまな要因からなのかなど，学習の問題の個別の要因を明らかにするためにはいろいろな要因が絡みすぎ，問題をわかりにくくしていたからです。結果的に，子どもが十分に努力しないところで学習に成功しないことに関しては，その要因を確信することができないのです。第3に，子どもが自分自身のことを十分理解したうえで，説明したり，記録したり，報告したりすることは，いつも正確とはかぎらないために，データの解釈が難しいのです。

　成人は，子どものように学校など権力をもっているものから意志をコントロールされたり，常におびえているわけではありませんので，このような研究にはもってこいの機会を提供することになります。成人の報告は正確であり，発達や動機づけの低さの問題を除外して考えることができます。

　研究プロジェクトに参加していた成人は，研究の対象者としての高い動機づけがある人たちばかりでした。彼らのうち何人かはまだ思春期の13～14歳でしたが，その他は少なくとも18歳以上の成人でした。彼らは同学年の人たちよりも，2倍も3倍も勉強していた人たちであったので，成績はトップクラスでした。学校で勉強を続けるためには，彼らは，他の人が1時間もかけずに読めるところを3時間もかかって読まなければなりませんでした。彼らは，勉強により多くの努力を重ねられるように，自分の勉強のやり方を工夫し，作り上げなければなりませんでした。彼らのIQは平均よりも高くはありませんでしたが平均的であり，学力はすべての人が平均以上であるという検査結果でした。彼らは学習の問題をもっていましたが，なかには，大学までまったく診断され

ず，適切な支援を受けていないために，自分でどのような努力をしても，どのような方法で学習しても，学力が高くなるよう改善されることはなかった人もいました。

これら成人の人たちはどのようなことを言ったのでしょうか。彼らは，検査を受けること，治療教育，将来への恐れの3つについて次のように述べました。

● 検査を受けること

彼らは，子どものころからいつも聡明で言葉が達者であるのに，なぜか学校ではよい成績がとれませんでした。しかし，それについてどうしてそうなのか誰も理解することができませんでした。彼らの親は子どもを心配して，公的にも私的にも知能検査や心理検査を何度か受けさせました。読みや学習の問題を明らかにするために使われてきた標準化検査の種類がかぎられていたので，彼らは同じ検査を何度も繰り返し受けてきました。そのため，大学生になるまでに，検査の問題項目まで覚えてしまっていたのです。したがって，このような検査からは新しい情報がまったく得られないだけではなく，検査の状況下で，彼らに「これでもできないのか」「あなたは何もできない」というような見方を押しつけてしまってきた可能性もあります。

● 治療教育

彼らの多くは，治療教育を受け，さらにそれを受けることを望んではいませんでした。なぜでしょうか。彼らは，治療教育全般を批判しているわけではありませんでした。しかし，彼らは長期間，治療教育を受け続けてきましたが，そこからは何も得られてこなかったのです。彼らは何も改善はされなかったのです。これらの人たちにとっては，治療教育も検査も「いくらやっても私は失敗するんだ」という思いを植えつけてきただけなのです。彼らのうちの1人は，常に自分たちに何が起こっているのだろうと問い続けてきたと言いました。

> 私は，3年生のころから読みの問題がありました。周りの人は，私に治療教育を受けるようにと言い続けました。また，学校以外の支援の場にも行くようにと言われました。私は6年生になって，学校に行かなくなってしまい

ました。私が自分の学級に行こうとすると，先生は立ちふさがって学級に入れなくしました。なんだか私は夢を見ているようにも思えました。なんでそのようなことをされるのでしょう。私は，自分の学習の問題には，他に何かがあるのではないかと感じていましたが，それが何であるかということを追求することはできませんでした。

将来に対する恐れ

人はいつも同じパターンの失敗をしたいとは思わないものです。彼らは本当に学習したいし，生活に成功したいと思っていました。彼らは，また短大や大学で学位がほしいと思っていましたが，明確に何かが変わらなければ，自分には不可能なのではないだろうかと将来を憂えてしまうのです。

8. そして研究は始まった

彼らの問題を克服すべくアイデアを考え出したすぐあとには，私は1つのプログラムを計画していました。学習の問題に関わる重要な支援方法や技術は，過去20年間で示唆されてきました。それらのどの技術も，対象の成人たちにはすでに施されてきました。すなわち，成人の人たちは，特別支援教育，治療教育，家庭教師，感覚運動統合訓練，視機能訓練，薬物療法，特別な食事療法に至るまで，ほとんどすべての技術を経験してきた人たちでした。

私は，学生時代に学習障害の個別教育計画が作成されていた成人に対してインタビューをすることに多くの時間を使いました。また，何人かの対象者に対しては，私が自分の私的な実践を行いました。対象者へのインタビューはビデオやオーディオレコーダーに逐語記録し，あとから聞き直しを行いました。1981年から1983年までの期間に，1500人以上の成人に，読みの問題についてのインタビュー調査を行ったのです。

そして，その後おもしろい試みを始めました。その試みによって，1つの特徴をもった集団が浮かび上がってきました。その集団に入いる人たちは，適切な読みスキル，優れた音韻スキル，サイトワード（sight word：見てすぐわかる単語）の語彙数もあるのに，音読や読解が異常に困難で，読むことを避けよ

う避けようとしてきました。

9. 彼らが経験していること

　これらの人たちは，読むことがすごく難しいと訴えていました。彼らの訴えは，読んでいる本の紙面で頻繁に読んでいる単語の場所を見失ったり，読もうとする文字がそこになかったり，読んでいるときにストレスや心地の悪さを感じるというものでした。彼らは読むことの困難だけではなく，読むことによって気分が悪くなったり，読みたいと思っても長い時間は読めなかったりしたのです。読むことがつらい！　本の紙面が他のものに見える！

　私が，ある人に繰り返し聞いたところでは，「読むことがすごく心地悪く，疲れて不安にもなってしまいます」とか，「私は本を読んでいるとすぐに疲れて寝てしまいます」とか，「読んだことを理解するために，4回も5回も見直さなければならないので，読むことは大嫌いです」とか，「私は，周りの人よりも読むことがとても遅くて，どうしたらいいのかわからなかったです。他の人はその章をすべて読み終えているのに，私はまだ，初めの1～2ページのところを読んでいることがあります」とか，「私は，紙面を見続けていることができないで，その本をすぐに置いてしまいます」とか，「意味がわからなくても，単語をただしばらく読んでいます」と言うのです。

10. さらなる疑問

　このようなタイプの読みの困難は何なのでしょう。もし逐次的な読み方をしている人がいたら，これらの人は，他の人が見ているのと同じように，本の紙面上にある文字を見ることができるのかどうかという疑問もあります。「このページで見えているものがどんなものかを言ってください」と，紙面に印刷された文字を効率的に読むことのできる上手な読み手のグループに聞いてみました。それらの人は，すべて同じ反応でした。彼らからは，「単語や文字が見える」という至極普通の答えが返ってきました。その人たちは，「どうしてそんな質問をするのか」といぶかって，「他にどんな答えを期待しているの？　そ

の他の何にも見えないよ。これは引っかけの質問なの？」などとも言いました。私は，読みに問題のある人たちにも同じ質問をしてみました。そうすると，ほとんどの人は，文字や単語，白い部分が見えるとは言いましたが，ある人たちのグループからは，上手な読み手が言うような普通の答えは返ってきませんでした。彼らは「文字も単語もページの上で一緒に走り回っています」とか，「白い空間部分が川のようにこのページの上から下に走っています」とか，「私が読みはじめると，単語が黒い線になって，やがて消えてしまいます」などと言いました。

　その後，また，上手な読み手に，「本を長い時間読んだら，ページはどのように見えますか？」と聞くと，「読みはじめたときと何も変わりませんよ」と言いました。その一方で，読みに問題のある人のグループは，「紙面が変化してしまって，しばらく読み続けるとますます状況が悪くなってきます」とか，「見え方にゆがみがあって，単語を理解することを妨げるので，読むことをやめてしまいます」と言いました。これらの人たちは，紙面の上で単語を見て，それらの単語を把握しようと見つめることに多くのエネルギーを使います。

　読むことが困難な学生は，他のみんなが，彼らと同じように印刷された紙面を見ていると思っていました。彼らは，それ以外の状態があるなどまったく考えられませんでした。たとえば，彼らが読むとき，紙面の上の文字がぐるぐる回るように見えたり，隣の紙面に目を移すとそこもぐるぐると回りだしたりします。彼らは，他の人もみな，変化して動いている紙面を読んでいると思っていました。他の人が読めるのに，自分たちが読めないのは単に愚かで怠け者であるとしか思えなかったのです。読める人というのは紙面に何か特別な処理を加えるような力をもっているように感じました。

11. 適切な対処法に関する研究

　これらのインタビュー調査から，読み能力の背景には，何か他に問題があるように思えました。不幸にも，これらの人たちには，適切な専門的な支援者，つまり彼らの症状に対応できる専門家がまだいませんでした。私は，さまざまな専門知識をもつ専門家の人たちに，これらと同様の状況にあるのではな

いかという子どもたちをアセスメントしてもらい，適切に対処してくれるように頼みました。しかし，9か月を過ぎても，35人の子どもたちの状態は変わらず，子どもたちは，視機能訓練士，眼科医，発達の専門家，神経科医，読みの専門教師，心理士などをずっと訪ね歩くことになりました。いくつかのやり方は支援的でしたが，報告された見え方のゆがみを取り除いたり減少させたりすることはできませんでした。したがって，読みの効率に著しい改善はありませんでした。最終的な結論としては，学習障害や読み障害を扱う専門家のなかには，この特別な症状を扱える人はいないということでした。

12. 幸運な突破口

　私はずっと，文字などを見るときの煩わしいゆがみを止めるためにはどうしたらいいかということを考えていました。ほとんどの専門家は，この問題が読みに関する脳の高次の情報処理過程にある学習の問題であると信じていました。言い換えれば，脳の情報処理，つまり受け取った情報を理解することについての困難であるということです。紙面にある文字や単語を見てそれらを処理することができない，その重要なことは，背景としての白い紙面が，文字に干渉することによって解読することを妨げているのです。

　さて，その後どうなったでしょう？　6か月以上にわたり，いくつもの異なる技術を試してきました。しかし，それらは読みを改善できませんでした。

　ある日，私は5人の子どもと一緒に作業をしていました。そのうちの1人の子どもが，視機能訓練の練習の際に4年間も使っていた赤色のプラスチックフィルムを持っていました。偶然，もう1人の子どもがその赤色のフィルムで本の紙面を覆いました。そのとき，その子どもが「ええ！」と感嘆の声を上げました。彼女はそのとき初めて，紙面の上の文字が行ったり来たりせずにじっと動かずに見え，それらの文字を読むことができたのです。その他の子どもにも，同じように赤いプラスチックフィルムで紙面を覆い，読ませてみましたが，他の子どもはその子のように見え方は改善しませんでした。

　私は，他の色のプラスチックフィルムも紙面の上に置いてみようと思いました。私たちは，デパートに行って，いろいろな違う色のゲルを買ってきました。

ここで言うゲルとは，人工光源に色をつけたり，その効果をやわらかくしたりするために使われる色のついた半透明のシート状のものです。私たちは，部屋の床いっぱいに色のゲルを広げてみました。その数週間後，視知覚のひずみのために読みに問題のある大学生たちにゲルを使って読んでみてほしいとたのみました。

その結果，どうなったでしょうか。これらの有色フィルムを使った多くの実験はおもしろいことを教えてくれました。視知覚の問題がある37人の人のなかで，31人は有色フィルムが助けとなりました。そして，私のさらなる実践では，70人のうち58人が，有色フィルムが読みの助けとなりました。これらの人たちが，読みやすくなる色は，個人個人によって異なっており，他の違う色を使うと見え方のゆがみは消えず，さらに悪くなってしまったことも報告されました。すなわち，それぞれの人には，その人のためのある1つの適した色があることがわかりました。その後，これらすべての人に，それぞれの人に合う有色フィルムを使い，長時間，文章を読むことができるようになったり，読みも効率的に行うことできるようになったりしました。

上手な読み手である大学院生に，同じような検査をしたとき，彼らは「色を通して読む」という発想自体に驚きました。結局は，彼らは，紙面を赤のフィルムで覆ったり，青のフィルムで覆ったり，緑のフィルムで覆ったりすることでより効率的に読めるようになることはありませんでした。色以外にも彼らの見ている紙面に変化を起こすものは何もありませんでした。

しかし，読みに問題のある子どもたちに対する追加の研究のなかでは，有色フィルムに反応するあるグループの子どもがいました。

13. 色が読み書きを可能に

読みに問題のある成人の人たちは，自分に合う有色フィルムもしくはゲルを数週間用いると，読みが改善したと報告してくれました。彼らはさらに，読みのレッスンを受けているときでもその改善は続き，もう読むことに失敗するような気持ちにはならなかったということでした。

4週間後，彼らは積極的な態度で語ってくれました。彼らは標準化された知

能検査や他の心理検査を受けるときにも，自分に合う適切な有色フィルムを使えるといいな，と望みました。彼らは，自分に合う有色フィルムを使うと読みが改善することに気づきましたが，彼らが検査やテストのなかで問題文を読むためには，その有色フィルムを問題文のある紙面に置かなければなりませんでした。しかし，有色フィルムを置いたりはずしたりすることは煩雑です。そのようなことで，彼らは検査を受けるために，何か方法がないかということを聞いてきました。

　子どもは，本などの文字をもっとたくさん読むとき，あるいは，黒板やオーバーヘッドプロジェクター，コンピューターの画面，テストなどを見るときにも，同じように有色フィルムを通して見たいというのです。また，フィルムやゲルは読むためにとても助けになりますが，蛍光灯の下で読もうとしたときには，蛍光灯の影響で，まだ読みにくさが出てくるということが報告されました。

14. なぜフィルムをやめたか

　それらの要望が，私を次の重要なステップに導きました。もし，色が紙面の上で効果を表しても，有色フィルムは紙面という平らなものの上にのみしか置けないということです。そこで，色のついたレンズ（フィルター）を装着した眼鏡を使うのはどうだろうかと思いついたのです。

　私は，近くの眼鏡工場に，異なる色の濃さのさまざまな有色レンズを作ってみてくれるように手配しました。有色レンズの眼鏡によって，有色フィルムではできなかったような支援ができるようになりました。このときには，有色レンズの色は，紙面の上に置いた有色フィルムの色と同じ色とはかぎりませんでした。しかし，幸運なことに，紙面の上に有色フィルムを乗せることと同じかあるいはそれ以上に有色レンズの方がよい結果を生みました。さらに，有色レンズは，蛍光灯の下でも，より長い時間，算数数学の本を見ること，検査を受けること，ノートをとること，黒板を見ること，コンピューターで仕事をすること，読むことなどに従事することを直接的に支援する，より使いやすいものとなりました。彼らは単に読むことだけではなく，見ることについて，いろいろな場面で状況が改善し変化したことを報告してくれました。

人それぞれでまったく異なった色のレンズが効果的でした。それぞれの個人に合う色は，ローズ色から紫色まで幅広く見た目に有色のさまざまな色でした。

その後，私はより洗礼されたレンズの選別方法を開発しました。私は，それぞれの色の性質を測定するフォトスペクトルメーターという機械を使いました。1つの種類の有色レンズにおいて，色の濃さを変化させて，それぞれ一定量の光を通すようないくつかの種類を作りました。また，レンズの色を図表化して分類しました。

15. 発見は公表されてきた

1985年に香港に住んでいたオーストラリアのジャーナリストが，その地方紙に出たSSSについての記事を見て，私に電話してきました。私たちは電話で話しました。彼の娘はディスレクシアと診断されており読みに問題がありましたが，有色フィルターによって読みを改善できる可能性もありました。彼は，スクリーニングテストのために，娘を米国に連れてきました。スクリーニングテストの後，彼女のための有色レンズを選ぶ対処法の過程を経ました。私たちは，1週間程度一緒に過ごしました。ジャーナリストが娘を見るたびに，有色レンズの眼鏡をしたジャーナリストの娘は，車の後部座席で熱心に本を読んでいました。彼は，これまでこんなに娘が喜んで本を読んでいるのを見たことがないと喜んで言いました。

彼らが米国に滞在している間，彼は，この対処法の利用可能性について私に質問しました。彼は，どれくらいの人が，私がやっていることに気づいているのかと尋ねてもきました。彼は，SSSという用語を広めるために，私がどんなことをやってきたのか知りたいと言いました。彼は，この概念をどのように人々に理解してもらうために，どのくらい時間がかかるのか私に質問しました。彼は，私が専門家にどのような情報を流しているかも知りたがりました。私は，この概念が専門家に受け入れられるのに15年かかったこと，それから公に紹介されてきたことを説明しました。彼は，この症状が，子どもが発達するとともにどのように変化してきたかを尋ねてきたので，まだ人が乳幼児の段階でもこのような問題は存在するということを説明しました。SSSについて書いた私

の論文は，何年も受理されませんでした。彼らは，私は学習障害やディスレクシアの視覚という感覚に関係した研究をしていると思ってたのです。私は，この概念が数年前に信頼を得られてこなかったということをいろいろ説明しました。「視知覚」は「視覚」とは同じではないということを誤解して，以前から研究されてこなかったということを説明しました。私の研究の概説がニュースになったことで，認めてこられなかったことについてはそれほどストレスにはなりませんでした。

　そのジャーナリストは，この話を公表しようと決めて香港に戻りました。すなわち，雑誌に公表することによって，個人個人が信じるかどうか，または，このレンズフィッティングの過程を試そうと思うかどうかは自分で決めることができると彼は言いました。ジャーナリストと制作担当者は，オーストラリアで，私が作った有色レンズ（アーレンレンズ）のことを紹介するニュースショーの『シックスティ・ミニッツ（60 Minutes）』という番組を制作しました。しかし，この番組は米国では見られませんでした。そのため，米国のディスレクシアの子どもには，スクリーニングテストをしたうえで有色レンズをフィッティングするというこの方法について放送することができませんでした。私は米国では見られないのであれば協力はできないと拒みました。私は，本当のところ，これが専門雑誌に載るまでは，メディアにこの話を露出しないほうがよいと感じていたからです。数年たっても私はどうしたらいいのか考えあぐねていました。SSSのある人たちは，私が専門雑誌に直接的に関係している人に直訴するように頼んできました。私は，過去4年間研究に協力してくれてきた人たちに，私は今何をやるべきなのかを尋ねました。彼らは，SSSを公表することは，自分たちも責任を負うことだと言いました。彼らは，私がすぐにでもSSSを発見したことを公表して，小さな子どもにでもすぐに支援できるように望むと言いました。彼らは，自分たちが有色レンズをかけるようになってから，生活がしやすくなって，他に目標を立てることができるようになったと，私に言いました。彼らは，自らの視知覚の過程の問題を知らせる機会をつくってほしいと言いました。このようなことがあって，私は，SSSのことをテレビで放映することを許可しました。

　こうして『ローズ色の眼鏡』という番組は1985年4月にオーストラリアで

放映されました。私は，次の日の朝早く起きました。テレビのプロデューサーは，米国のポール・ウィッティング博士という学習障害の専門家のところにまで行って，その妥当性について確証を得たようです。『シックスティ・ミニッツ（60 Minutes）』というオーストラリアの番組は次の週にテレビで放映されました。ウィッティング博士はオーストラリアに戻り，シドニー大学で，世界で初めてのSSSのための臨床センターをつくりました。

その後まもなくして，米国でも『シックスティ・ミニッツ（60 Minutes）』というニュースショーの番組を作るために，オーストラリアに米国のプロデューサーが尋ねていき『ローズ色の眼鏡』を見ました。彼らは，米国のニュースショーを作成するために私に連絡をとってきました。米国でSSSを紹介する作業を行いながら，私は，「オーストラリアでのニーズに合うようなアーレンレンズのフィッティングの専門家を養成しなければならない」と思っていました。

1988年1月2日，私は，再度，米国の『シックスティ・ミニッツ（60 Minutes）』という番組のため連絡を受けました。彼らはまだ，SSSに興味があり，この対処法の可能性にも興味をもっていました。私は，成人に調査した過程を見せる，まさに今がその時であると感じました。これは，オーストラリア，ニュージーランド，イングランドの多くのテレビ局で紹介されました。7年間でおよそ1万人のテストをしてきたことが紹介されました。そして，これについて，教育の専門家，心理士，医療関係者，視機能訓練士，眼科医が，研究結果を支持し，その結果について歓迎してくれました。オーストラリアの主な大学とカリフォルニア州の教育委員会は，私の結果に妥当性があることを認め，研究を継続させてくれました。私は，『シックスティ・ミニッツ（60 Minutes）』の頑強な調査手法に耐えられるためによい準備ができたと思いました。

これは『色を通して読む』というタイトルで，1988年5月に米国のテレビ『シックスティ・ミニッツ（60 Minutes）』のなかで放映されました。そして，これが，専門家や多くの人に興味をいだかせることになりました。その『シックスティ・ミニッツ（60 Minutes）』の放映のあとは，もっと情報がほしいとアーレンセンターの電話が鳴りっぱなしでした。また，何千という手紙も届き

ました。ほとんどが，自分の症状を知ることなく誤診されたり，間違った見立てをされてストレスを感じたという手紙ばかりでした。その他多くは，テレビでSSSのことを放映してくれて感謝したい，というものでした。自分が，本の紙面を見ているときに起こっていたことが初めてよくわかったような気がするというものでした。このような経緯で，見え方についての克服できそうになかった課題に対する答えを用意することができたのです。

第3章 SSSとは何か

　文字が印刷された紙面の見え方が，上手な読み手とは異なるために，読みや学習に問題のある人がいます。彼らは，すべての光のスペクトルを効果的に処理することに困難があります。この視知覚の問題を，Scotopic Sensitivity Syndrome（この本では，SSSとする）といっています。通常，人はscotopicという単語を夜間視力（night vision）を意味して使用しています。しかし，私は，このScotopicという語はScotopic Vision（暗所視）と同じように使っているわけではありません。SSSは新造語です。SSSは，独自の意味をもつ症状の集合体です。

　SSSの生理的な基盤についての研究はまだ十分とはいえませんが，私たちは，人が受容する光のスペクトルの感受性に変化が加わっているものとして取り扱います。

1. 知覚の問題

　あなたは，私が「視知覚」という単語をなぜ強調し続けているかわかりますか。SSSは，視力の問題や視機能の問題というような視覚の機能不全ではなく，視知覚の機能不全であるということなのです。読みの問題がある場合，視

力矯正の眼鏡をかけてもかけなくても，それらには関係なくSSSは起こりえます。それは，視覚の機能不全の問題として考えるのではないために，これまで眼科医や視能訓練士などの視覚の専門家によっては見いだされなかったのだと思います。あなたが視力のテストを受けるときには，文字列を読むように言われたりすると思います。あなたにSSSがあれば，文字の背景が光ったり，文字が隠れたり，形が変化したりしても，その列の文字を読むことはとりあえずできるかもしれません。しかし，あなたは印刷された小さい文字のある紙面を読もうとすると，SSSの症状が読むことに大きく影響してきます。不幸なことに，SSSは，教育の支援システムのなかでも発見されてきませんでした。現在使われている心理教育的検査や学校で行うような他の検査を使ってわかるものではなかったのです。

2. 問題の拡張

人によっては，ディスレクシアそのものの問題というよりも，SSSのほうが深刻であったりします。それは，学力，スポーツにおける動き，車の運転，音楽の楽譜の読みや演奏，協応動作，自己概念などにも影響を与えます。すなわち，人生に大きな影響を及ぼすものなのです。SSSが，この本のタイトルの一部である「色を通して読む」と関係があるというのは，何か違和感を覚えるかもしれません。しかし，そうではありません。これはSSSという現象をさしているのです。

人々は，生活のなかでさまざまな問題にぶつかりトラブルを抱えることがあります。このような問題は，まったく異なった問題として区別できるように思われるかもしれませんが，そうでもありません。たとえば，「私は不器用である」ということと，「私は譜面を読めない」ということとは別のことでしょうか。また，「学校では成績が悪く，周りの人からも愚かで怠け者だ」と言われています。「私は飛んでくるボールも取ることができません。母親は，『まったく，あなたはものを大事にしないんだから！』といつも私を罵倒します」。これらの問題は，すべて明確に区別できるものでしょうか。実はそうではなく，それらはSSSというたった1つの原因に起因することもあるのです。

SSS があるために生活上に問題を抱える人もありますが，その他の原因から問題を抱える人もあります。あなたは SSS とそれによって抱える問題についてどれだけのことを知っているでしょうか。自分の状態を自分で述べて他人に報告する，あるいは SSS のスクリーニングテストを受ける以外には，この問題を他の人にわかってもらうことはできません。

3. 何が SSS には起きているのか

　人に SSS があるかどうか，あなたはわかるでしょうか。何か手がかりとなるものはあるのでしょうか。SSS があると，どんなふうに感じるのでしょうか。SSS が生活に影響しているということはどんなことなのでしょうか。誰があなたに SSS があると教えてくれるでしょうか。わからない，わからない，わからないことだらけだと思います。それらに対する答えとはどのようなことでしょう。

　SSS のある人は，読みの問題のなかでもさまざまなタイプの見え方を経験する可能性があります。SSS そのものがあるばかりではなく，それに加えて読みの情報処理過程の問題もあるかもしれません。しかし，それは，その人のエネルギーレベル，動機づけ，仕事の成果にも影響する可能性があります。それに加えて，SSS のあることが，注意の範囲の問題や，書くことに関する問題，粗大運動の問題，奥行き知覚の問題にも影響している可能性があります。

　SSS それ自体は，視覚という感覚における学習の困難ではありません。それよりも，ディスレクシア，算数障害，ADD（注意欠如障害），その他の学習の問題の一部分としても存在しているのではないかと思われています。

4. 5つの成分

　SSS のある人には，5つの要素が存在しているといいます。①光の過剰な感受性，②文字の背景となる白い紙面の見え方の不適切さ，③印刷の解像度の悪さ，④認識するための狭い視野の範囲，それに，⑤注意の持続性の問題です。

第3章　SSS とは何か　　33

光の感受性

　これは日焼けすることを極度に恐れるという意味ではありません。光のまぶしさ，明るさをつらく感じるということは，ある波長の光に対する感受性が高すぎるということです。どのような原因があるのでしょうか。蛍光灯を使っているとき，あるいは明るい太陽光の下では，霞がかかったような状況や曇りの状況に対するよりも，光を非常に強く感じます。

　SSSのある人は，よく光がまぶしいと報告します。彼らは，人工的な光を明るすぎると感じるかもしれません。とくに，蛍光灯の光は，よく「最悪な光」といわれます。一部の人は，蛍光灯を全部消したり，蛍光灯だけではなく，他の電灯もすべて消して，本を読んだりしています。SSSのある人のほとんどは，ぼんやりした光の中や，やや明るい程度の光の中で読むことを好みます。また，これらの人は，本を快適に読むことのできる光の加減を調節することが難しいように感じます。さらに，何人かは，読むために適切な光の加減を見つけられずに，文字やページがゆらゆら動いたり，線がのたうったり，見えたものが変化し続けたりします。

　SSSのある人が蛍光灯の下で読むときには，めまいを感じたり，心的な動揺を感じたり，落ち着きのなさを感じたりもします。その結果，頭痛や偏頭痛を経験する人もいます。彼らは，普通ぼんやりした光や間接的に浴びる自然光の下で読むことを好みます。彼らは，オーバーヘッドプロジェクターの光で読むことができないので，読むことを避けようとするかもしれません。光がどのようなタイプであっても，光の感受性が高い人は，光の下で読むという視覚的な課題を行うと，エネルギーを消耗し，疲れを感じやすくなります。

　光の感受性が強い人は，その人のいるまぶしい光の影響で，文字が印刷された紙面において問題を経験することになります。光の感受性が強い人は，まぶしい光の下で，紙面上で，文字を系列的に追ったり，行に沿って目を動かすことができにくくなります。

　光の感受性が強い人は，他にも，街の光や車のヘッドライトで，夜に車を運転することが非常に難しいという結果を招くこともあります。

　また，アヨフェミ　フォラヤン（Ayofemi folayan）の脚本を，蛍光灯の下で読むことの困難について語っている文章が以下にあります。

私が蛍光灯の下にいなければ，私はどんな人よりも頭がよいのだと思います。私は早く読むことができれば，算数の計算も早くできます。私は他の人にはできないほど，記憶力がよくていろいろと記憶することができます。私は何でも覚えることができ，さらにそれらを理解することができます。一度理解すれば忘れません。しかし，学校の蛍光灯の下に座っていると，なぜか私は読むことができません。なぜなんだろうと，心のなかで疑問をいだくようになりますが，それがなぜなのか長い間わかりませんでした。私は，学校のような蛍光灯がない家で勉強をすると，学校よりもずっと早く進めることができます。

　なぜそんなにもストレスを感じるのか，私に何が起きているのかを表すための用語がなかったからです。私たちが，蛍光灯の光が原因でひどい頭痛を感じたりすることを，他の人が知ることはなかったのです。逆に，私たちは，他の子どもが，蛍光灯の下で何かを読むときに私が感じるような「芋虫」のくびれのように首のつけ根がしめつけられる感覚を感じることもなく，また，考えられないような斜めの角度から見たり，体を動かして見やすい位置を確認しながら動いたりしなくても，印刷された文字や線のある紙面を見ることができるということを知らなかったのです。蛍光灯の下でこのようなことが起こっていると，私は，考えることや理解すること，効率的に会話することもできなくなってしまうのです。

● 不適切な背景の状態

　これは，白い紙面とそこにある黒い物という白黒のコントラストが高い状態における例です（図3-1）。普通は，コントラストが高いと，文字の背景である紙面から文字に対して影響を及ぼすことはなく，当然，紙面の白が文字にかぶさったり文字をゆさぶったりすることがないため，読むということに対してはよい状態であると思われています。そしてあなたは，文字と文字以外の白い紙面の両方に気づくことができます。しかし，SSSがあると，黒い文字と背景としての白い紙面は，その人にとって過剰なコントラストとなってしまいます。背景である白い紙面の部分が，文字にかぶさってしまったりするために干渉しあうことになります。白色光は光の強度としては強く，文字に影響を及ぼすと，

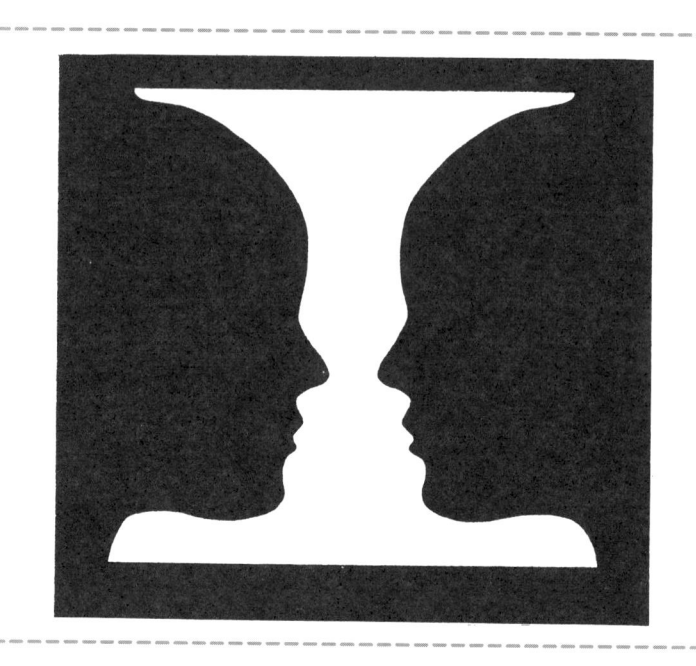

●図 3-1　ルビンの壺

あなたはこの絵がどのように見えますか？　あなたはこれを見て壺が見えますか？　それとも 2 人の顔のシルエットが見えますか？　それらは，あなたの注意のなかで競合していますか？

紙面から文字を区別することができなくなったり，文字が見えなくなったりしてしまうことがあります。背景としての紙面の白が，文字を読めないようにするほどに黒い部分に影響を及ぼしてしまいます。

　以下に，1 人の大学生が自分の見え方について説明しています。

　　　紙面を見るとき，私は文字で書かれた単語を見ることができません。その代わりに，私は確かに白い空間を意識することはできます。それはあるパターンを作っているように見えることがあります。時どき白い部分が消えたり，文字が消えたりします。私は，文字の代わりに，白い部分を読もうとしてしまいます。

このような現象を起こす原因は光を知覚する段階にあり，昔から夜に起こる現象と同じように考えられています。光に対する感受性が強いときには，背景は異常に明るく見え，時には浮き上がって見えたり，黒い文字すらも覆ってしまったり，あるいは飲み込んでしまったりします。文字自体は，白が干渉するので黒が灰色へと薄くなり，部分的にはぼんやりしてしまったり，時には，文字の一部分が消えてしまったりするようになりかねません。ある大学院生は，それを「洗浄現象」（図3-2）と呼びました。

　　　それぞれの文字は，明るく白いコロナ（光冠）をもっています。もし，私が1つの領域に集中してそこを見ようとすると，紙面の白色は文字の間に広がり，やがて文字を消してしまいます。

　白は，文字を食べつくしてしまうかのごとくなります。文字がいつも同じように見えるのではなく，それらは，その都度違って見えてしまうのです。SSSのある人が文字を読んでいるとき，ピリオド，カンマが見えなくなったり，iの上の点が消えてしまうことが起こるのは珍しくありません。文字は線の中心部分を失ってしまいます，または他の部分を失ってしまったり，それらの線が互いに重なってしまったりします。bやdやpのような文字は早くも混乱してしまうでしょう。mやuやwやnやhは区別が難しくなります。aやeやoやuのような文字は同じように見えてしまいます（図3-2）。

　SSSの人が読むときには，その文字が確かにそう読めるだろうという確信もなく混乱したままに読まなければなりません。時どき，本来はb，d，oに見えるものでも，同じように単に○に見えてしまいます。より多くの時間をかけ，それらを読む，というよりは，単に単語を推測するだけということにすぎない状態となります。

　ある人たちは，紙面に印刷された文字と競合する紙面の明るさについて話していました。その明るさがあるために，読み課題に対する集中力が低下してしまいます。カリフォルニアに住む9歳の子どもは次のように言っています。

　　　白は明るすぎて，僕は単語をちゃんと見ることができなくなります。明る

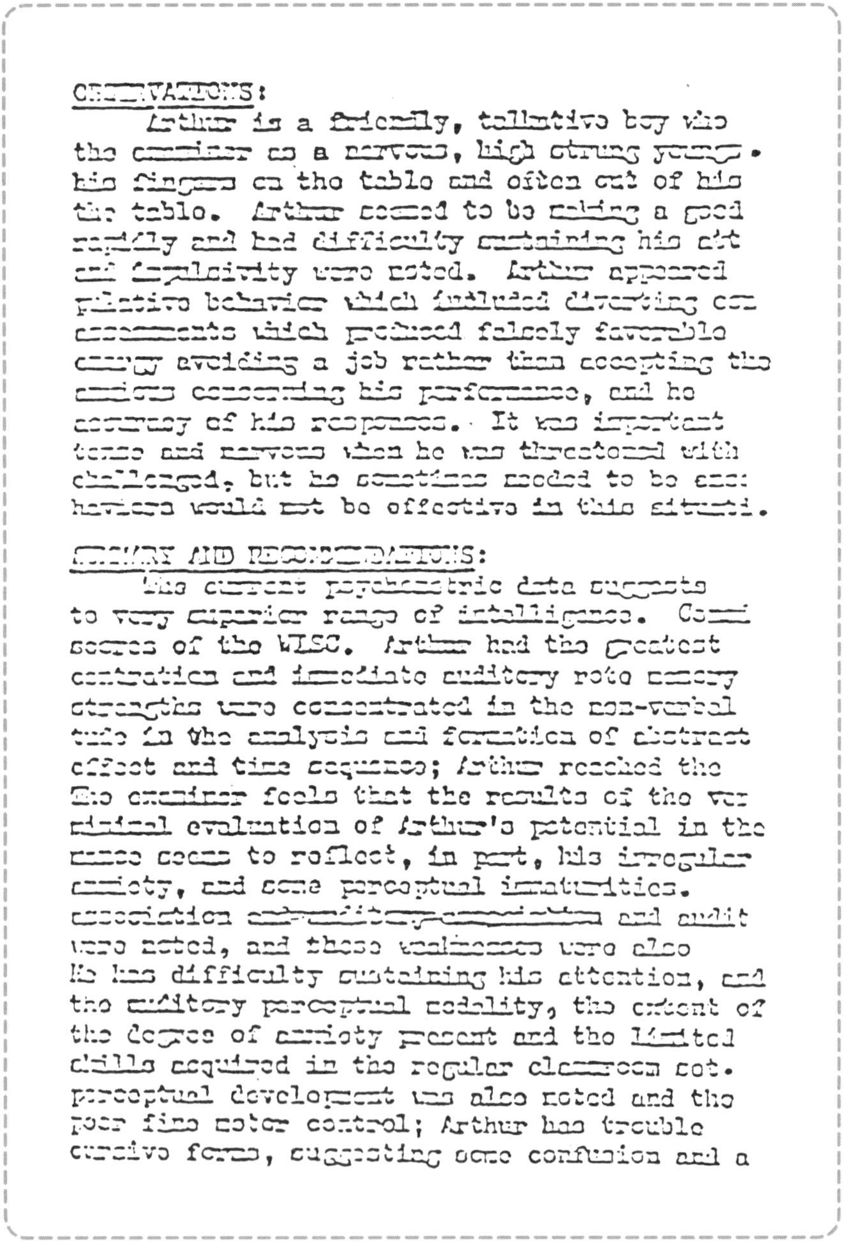

●図3-2　洗浄現象

さのために，目がちかちかするので，目をこすったりまばたきをたくさんしたりします。読もうとして目を近づけたりしますが，白は，痛みすら感じるので，見続けられなくなります。

背景である紙面のゆがみは，文字を一定の速度で読むことを妨害します。そのような問題がある場合，同じところを何度も読んでしまったりしなければならなくなります。そのために，読む効率を下げてしまい，読み速度も遅くなってしまいます。

それだけではなく，白いはずの紙面に色のスポットやドットが見えたり，白いところが爆竹のように強く光り輝いたり，白が瞬いたりというようなこともあります。これらすべては，紙面という背景が文字に影響を及ぼすために，読む文字や行に注意を集中させることに困難な状況を与えてしまい，読むということをつらい仕事にしてしまいます。シカゴにいる学校の教師は，その人自身がSSSであり，紙面の中にあるすべての文字の周りの白が燃えるような輝きをもって見えていました。この教師のように，光と光の間の空間が，ネオン効果を生み出すことにもなります（図3-3）。異なる色の光背が重なり，文字を見分けることを困難にさせ，混乱させます。読むことを，数分間でも長く続けようとすると，実際には，黒く印刷されている文字がある白い紙面の部分を見るということも物理的に痛さを感じるくらいたいへんなものなのです。どのくらいの時間，続けて読もうとするのかによって，強い疲労やどうしようもない頭痛をも経験することがあります。

● 貧弱な印刷解像度

これは，素早く，自動的に文字を読もうとするときに，トラブルを生みます。なぜなら，紙面上の文字，数字，シンボルが変化してしまうからです。文字が踊って見えたり，振動したり，脈打つように揺れたり，軽く小刻みに揺れたり，移動したり，ちらちらと瞬いて見えたり，やがて消えてしまうようなこともあります。一般に，紙面にある文字や単語がすとんと急降下したり，くしゃくしゃに折れた紙面にあるように見立てたり，方向転換したり，また文字どうしが

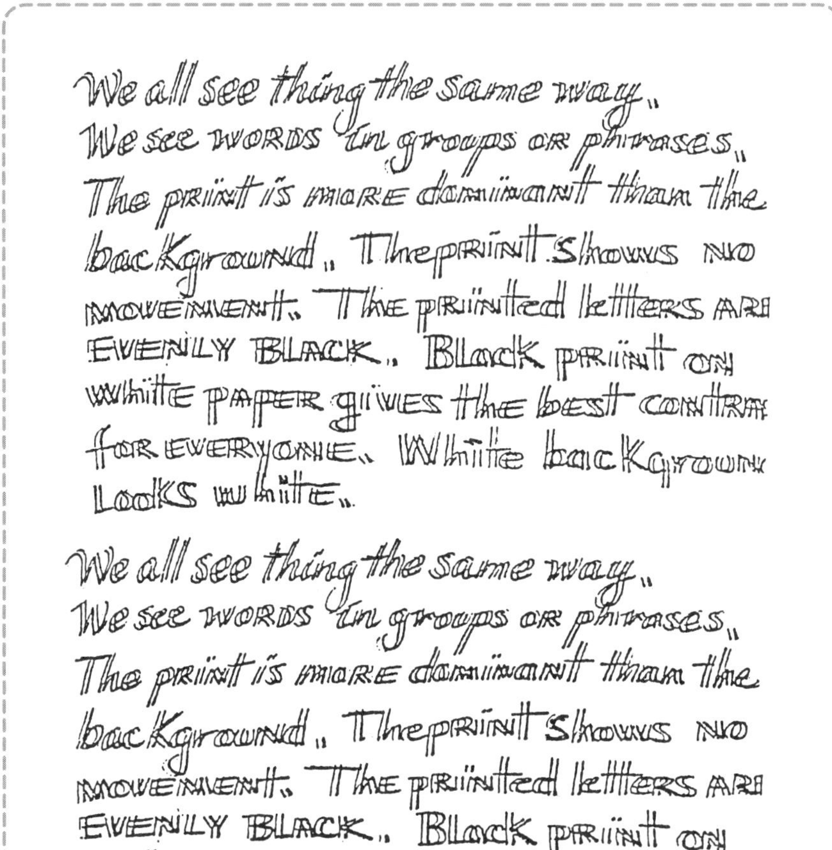

We all see thing the same way.
We see words in groups or phrases.
The print is more dominant than the
background. The print shows no
movement. The printed letters are
evenly black. Black print on
white paper gives the best contrast
for everyone. White background
looks white.

We all see thing the same way.
We see words in groups or phrases.
The print is more dominant than the
background. The print shows no
movement. The printed letters are
evenly black. Black print on
white paper gives the best contrast
for everyone. White background
looks white.

We all see thing the same way.
We see words in groups or phrases.
The print is more dominant than the

●図 3-3　光背現象

互いに重なって混じりあったりします。

　白い紙面と黒い文字とのコントラストの問題は，文字の大きさ，文字の間にある空間，字体，その紙面にある文字の総量によります。それゆえに，小学校3年生くらいになり，印刷されている文字が小さくなったり，紙面にある文字の量が急激に多くなったりすると，読みの問題をもつとは思われないような子どもにも突然，トラブルが振りかかるかもしれないことは理解できることです。読もうとする文字や単語は安定的に見えますが，その周りの文字や単語が変化していったり，もしくは，読もうとする単語と，その周りの単語がすべて崩壊して見えにくくなってしまうこともありえます。

　読みが遅くなる人は，多くの読み誤りや読み飛ばしがあり，ほとんど意識しないところで，文字や単語が振動するように見えるため，何度も読み直しをしなければなりません。読もうとする文字や単語の周辺にある文字や単語が，文字列を目で追ったり，集中したり，理解したりすることを困難にさせ，結局のところ，読みの問題が引き起こされてしまうのです。

　　文字の縁は，まっすぐには見えません。それらは，毛羽立って見えたりします。文字の境界線は互いに交差して，上と下の線にはさまれている単語の中に入っています。読めるものとは確信できません。

　　単語のいくつかは，同じ平面にあるとは思えないこともあります。それらは，紙面から私に向かって浮き上がってきたりします。私がこれらの単語を読みたいと思っても，紙面からいろいろな単語が浮き上がって見えてきます。

文字や単語が明確な縁をもたないうえに，光背があったり，ページから浮き出てきたりします。単語の間の空間は等しくは見えず，十分に空いていなかったり一緒に動いているように見えてしまうこともあります。

　　私は，文字の一群を見ますが，単語が1つも動いていないようには見えません。たとえ止まっていても，次の瞬間，動きだしてしまうこともあります（図3-4）。

However,bytheend oftheday hehad decidedthat this schoolwasbetter than the last oneeventhough he didn'tlikeit. Nobodyhad offeredto pullhishead off,riphiscoat orthrow hisshoes overtheroof. on theotherhand, nobody hadspoken tohimeither By Thursdayafter noon, nothinghad changedBill was notentirely surprisednoonespoke tohimbecause no oneknewhewas thereeverydayhewas witanother group. Heonly sawhisclasstogether atergistration after thatthey weresplitupforall theirlessons. Maths withlx Englishwithlcgames with2yalesson which was mysteriouslycalled GSwithlz.Atthe endof that periodhewasnowiser aboutGSthanhehad been atthe beginning,Itseemed thatthe classwas on page135 ofbook2whilethe teacherwas onpage 135 ofbook 3asbothbookshad identical covers the lesson wasoverbeforeany onenoticed Billhad had nobook anywaybeingadvised toshare withaboy in apink shirtwhokepthiselbow firmly between Bill and thebook.Whenthebellrang Bill grabbed the boy inthepinkshirtbeforehe could leave. However,bytheend oftheday hehad decidedthat this schoolwasbetter than the last oneeventhough he didn'tlikeit. Nobodyhad offeredto pullhishead off,riphiscoat orthrow hisshoes overtheroof. on theotherhand, nobody hadspoken tohimeither By Thursdayafter noon, nothinghad changedBill was notentirely surprisednoonespoke tohimbecause no oneknewhewas thereeverydayhewas witanother group. Heonly sawhisclasstogether atergistration after thatthey weresplitupforall theirlessons. Maths withlx Englishwithlcgames with2yalesson which was mysteriouslycalled GSwithlz.Atthe endof that periodhewasnowiser aboutGSthanhehad been atthe beginning,Itseemed thatthe classwas on page135 ofbook2whilethe teacherwas onpage 135 ofbook 3asbothbookshad identical covers the lesson wasoverbeforeany onenoticed Billhad However,bytheend oftheday hehad decidedthat this schoolwasbetter than the last oneeventhough he didn'tlikeit. Nobodyhad offeredto pullhishead off,riphiscoat orthrow hisshoes overtheroof. on theotherhand, nobody hadspoken tohimeither By Thursdayafter noon, nothinghad changedBill was notentirely surprisednoonespoke tohimbecause no oneknewhewas thereeverydayhewas witanother group. Heonly sawhisclasstogether atergistration

●図3-4 リバー現象

文字どうしが触れたり，交差したりします。単語は，一緒に混じり合います。私は単語と単語との間の空間を区別して見ることができません。それが起こると，私は読むことをやめてしまいます。

　私が，初めての文章を読もうとするとき1つの文に着目します。しかし，それを実際に読もうとすると，単語と単語は互いの上に重なって動いてしまい，互いが交差してしまったりします。文と文も互いに重なり合ってしまったりします。1つの文が混じり合って散らかってしまったりしているように見えたりもします（図3-5）。

困難さのタイプには，他に，文字が止まっておらず動いて見えてしまうこともあります。このタイプの人は，脇から脇に，上から下へ，下から上へ，またはすべてが回っているように，文字や単語が異なった動きをすると言います（図3-6）。

　まるでダンスをしているように踊り回ってしまう単語を読まなければいけないということは，非常に難しいことです。紙面にある単語は動いてはみ出し，紙面から出てしまうことがあります。私は，紙面の脇に私の手を置いて，文字が出ていかないように戻そうと思いましたが，それはうまくいきませんでした。

　単語はどう見えるのでしょうか？　文字はどう見えるのでしょうか？　私は，紙面の上で飛び上がったり，走り回ったりする黒いドットが見えることもありました。もし，読んでいる人が，読むことに集中することが現実的にたいへんなのであれば，文字を読めるように，文字を長い時間動かないように止めておかなければなりません。そして，その次に，踊り回ってしまうドットの集合を止めておかなければなりません。

文字と単語は，脈打つように見えることがあります。印刷された文字は，同じ濃さに見え続けることはなく，黒から灰色に，灰色から白に，やがて何も見

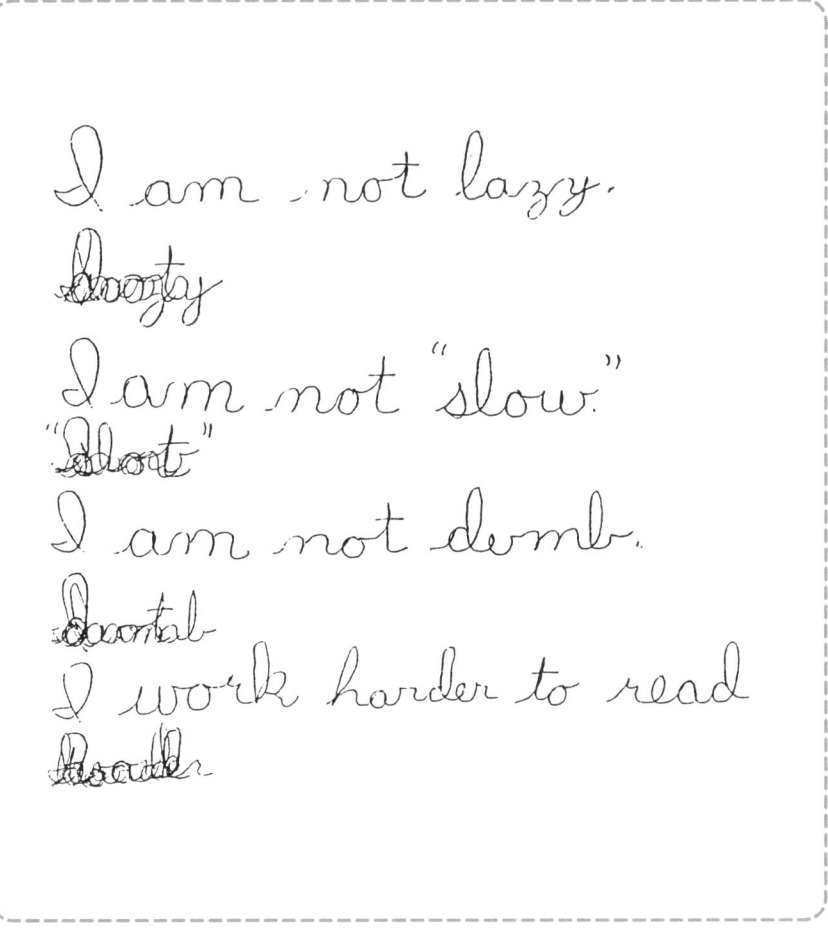

> I am not lazy.
> lazy
> I am not "slow."
> "slow"
> I am not dumb.
> dumb
> I work harder to read
> read

●図3-5　オーバーラップ現象

えなくなってしまうというように変化を続けます。

　　私には，文字が動いているように思えます。白いはずの紙面がまだらになり，単語が消えたり浮かび上がったりします。紙面の上にある文字を区別することは非常に難しいこととなります。私は，SSSを検査する以前には，紙面にある文を数行しか読めませんでした。

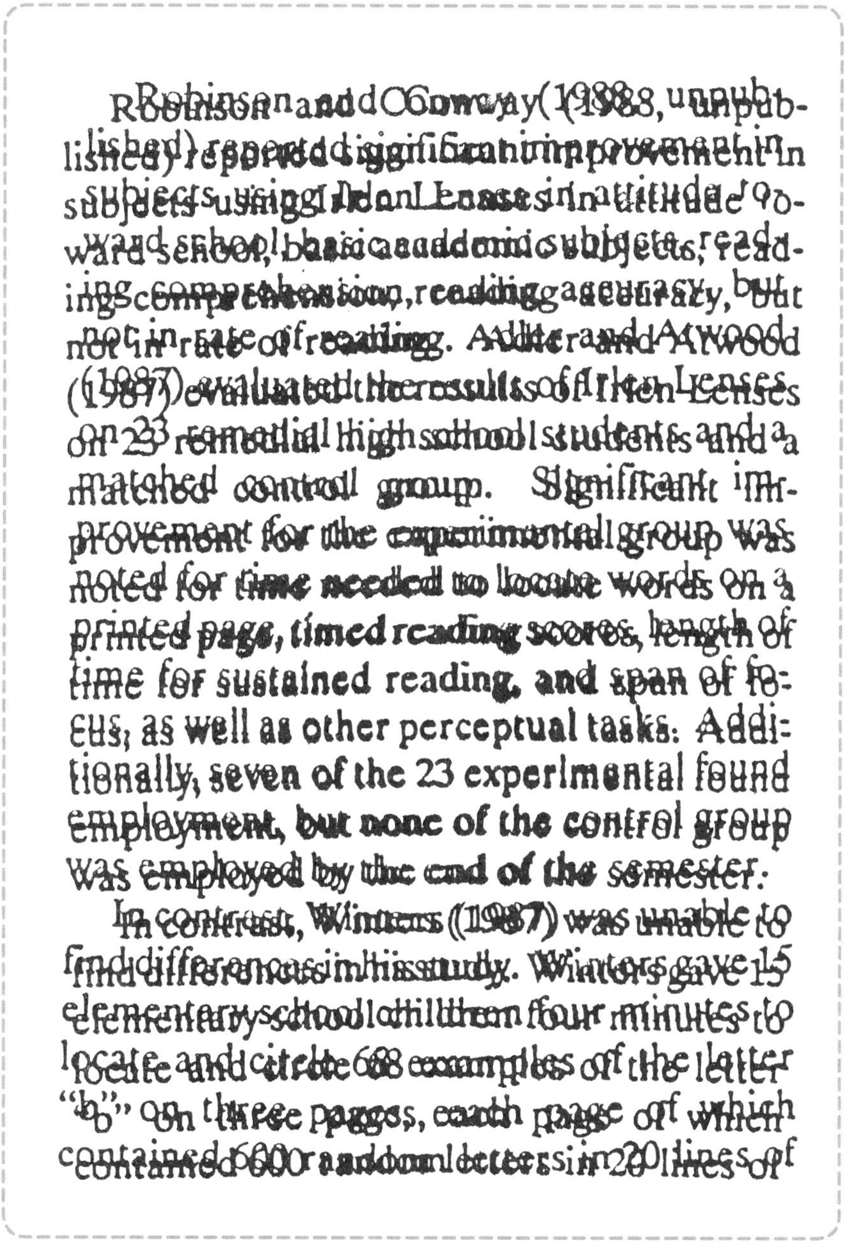

Robinson and Conway (1988, unpublished) reported significant improvement in subjects using Irlen Lenses in attitude toward school, basic academic subjects, reading comprehension, reading accuracy, but not in rate of reading. Adler and Atwood (1987) evaluated the results of Irlen Lenses on 23 remedial high school students and a matched control group. Significant improvement for the experimental group was noted for time needed to locate words on a printed page, timed reading scores, length of time for sustained reading, and span of focus, as well as other perceptual tasks. Additionally, seven of the 23 experimental found employment, but none of the control group was employed by the end of the semester.

In contrast, Winters (1987) was unable to find differences in his study. Winters gave 15 elementary school children four minutes to locate and circle 600 examples of the letter "b" on three pages, each page of which contained 600 random letters in 20 lines of

●図 3-6　回転現象

さまざまな解決すべき問題のタイプがあります。文字が傾いたり，伸びたり，重なったり，行が上下に動いて入り込んだりしてしまったりします。文字や単語で構成された行自体が，ぐるっと回るように見えることもあります。文字や単語や行の上に，互いの文字，単語，行の一部分や全部が重なって見えたりします。このように，ゆがみのタイプが1つではなく，紙面の全体にさまざまなことが起こってしまうのです。

　文字は，字体などの特徴をもっています。時には，印刷された文字が真っ黒ではなく，突然薄くなりそれに陰が加わったり，またそれに加えて，背景である紙面がぴかぴかに光ったりします。私が読もうとすると，単語がとどまって動かないということではなく，複雑なダンスをしたり，周りの単語がぎゅうぎゅう詰めに集まって見えたりもします。

　光がきらめいてしまい，物が邪魔されたりします。ちかちかきらめく赤いしみのようなものがページを覆いつくし，他のものを見えなくしてしまうこともあります。印刷された文字が消えてしまったり，色のついた何かの形が見えて，それが紙面上を漂ったりもします。読むということは，本当に悩ましいことです。

　視知覚のひずみのタイプはかなりさまざまであり広範です（図3-7，3-8，3-9にあるイラストもご覧ください）。

● 認識できる視覚の範囲の狭さ

　同時に認識できる空間の範囲が狭くて，文字，音符，数字，単語の集合体を読むことが難しいことがあります。

　これは読みのトンネル現象（トンネル読み）としても知られています。そのような見える範囲が狭い人は，行から行へと目を動かすことや，確かめ読みをしたり，早く読んだりすることが難しく非常に劣ってしまいます。

　十分な空間を認識できないということは，表のような枠がないところで，文字を読むのは非常に難しいということを意味します。さらに，1つの行の初め

PROMISES
PROMISES
PROMISES
PROMISES
PROMISES
PROMISES
PROMISES
PROMISES

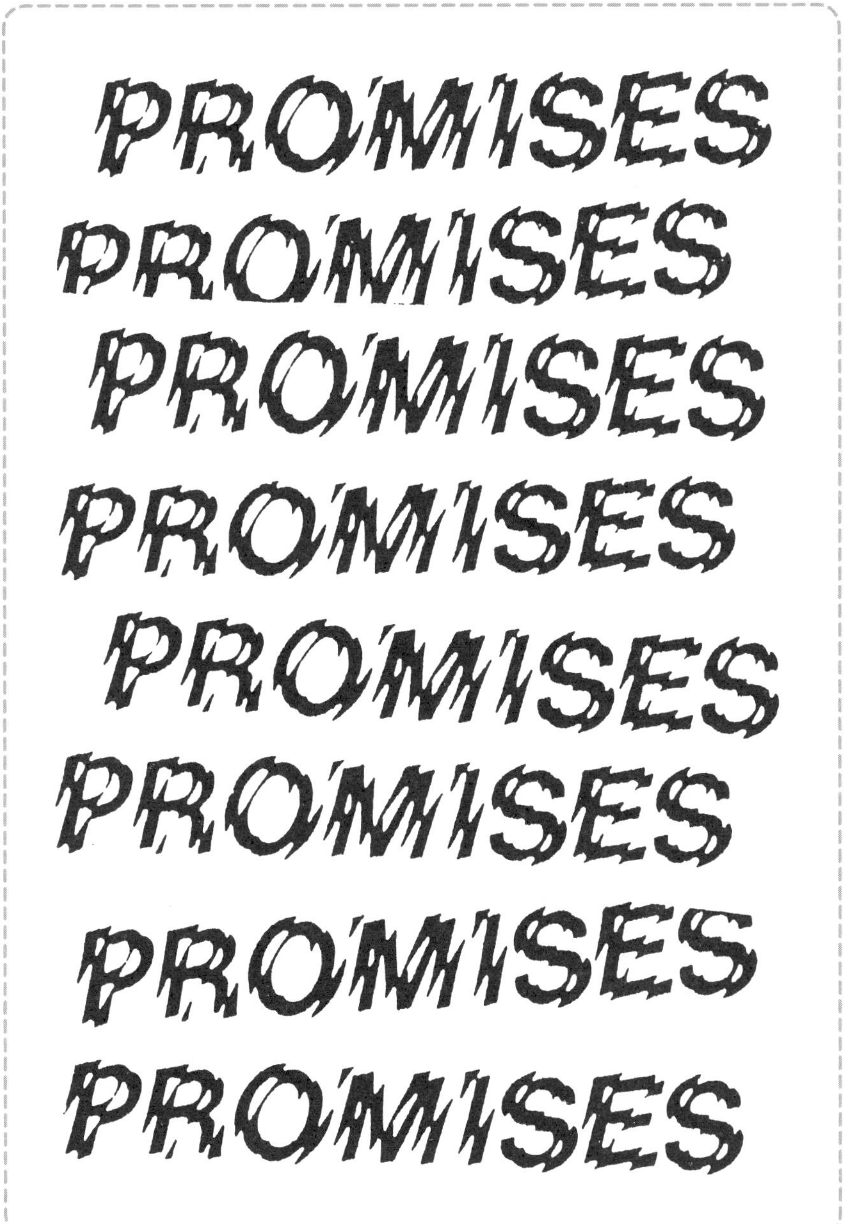

●図 3-7　シェイキー現象

tical (same-egg) twins have very similar amounts and people in the same family generally have quite similar amounts. Thus, we assume that the MAO levels found in the blood at birth are biologically fixed.

To measure behavioral differences among our sample, we gave the Neonatal Behavior Assessment Scale (NBAS) to the 23 infants on their second day of life. The NBAS assesses infants' reactions to a range of sights and sounds and provides an evaluation of their motor functioning and arousal patterns. In one group of items, for example, the examiner rings a bell, shakes a rattle, and shines a flashlight at sleeping newborns to assess their ability to screen out stimuli; infants who wake easily or cannot stop responding are either more arousable or have less efficient information-processing skill.

To see how MAO related to the infants' NBAS scores, we compared the infants who had the most MAO to those with the least MAO. The most notable difference was in arousability. During the 30 minutes of testing, low-MAO newborns were much more active and easily aroused; they cried more often, took longer to console, and required more holding and rocking to quiet down. They also displayed better muscular coordination.

Our research shows that one enzyme in the blood and brain seems tied to behavioral differences among newborns. We don't know whether other brain chemicals—such as the endorphins—are present in sufficient quantities at birth and also influence infant behavior. It is also an open question whether these biological predispositions are consistent throughout the life span—that is, whether the more active infants grow up to be outgoing sensation-seekers.

●図 3-8　ぼやけ現象

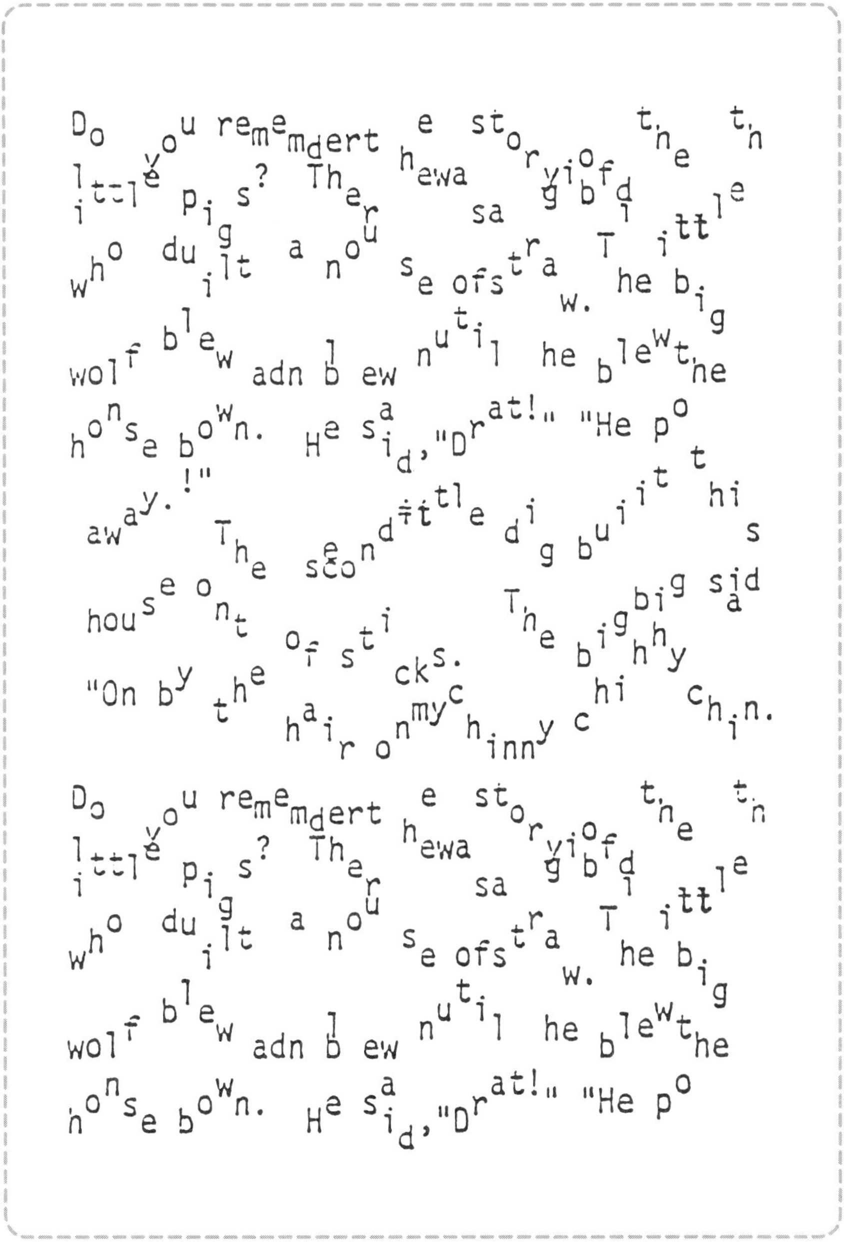

●図 3-9　シーソー現象

からその行を終わりまで追い，1つの単語がハイフンで分けられているような場合も単語を認識して読むにはとても難しいのです。

　教師が黒板の端から端まですべての面を使って書くときには，読むのに非常に苦労して，さらにそれを自分のノートに模写するときにも問題が出てくることになります。単語をつづるために黒板から目をはずしノートを見たときには，すでに単語の視覚的なイメージが覚えていられずに，単語を逐次的に音韻的につづることでなんとか乗り越えようとします。

　トンネル読みのために，大学を卒業できなかった人は，本を読むということは1枚のカードに1文字しか書かれていないフラッシュカードが何枚も置かれているようだったということを報告していました。そしてそれらを一度に読むことはお手上げ状態でした。彼は，レストランでウェイターやウェイトレスが自分にメニューを差し出すときに，どうやってそれを取り上げるかを自分で工夫しました。どうしてかと聞かれたら，「私がメニューの文字を1文字1文字読んだら何日もかかることになるでしょう」と言うでしょう。

　　私は，一度にたくさんタイプしてある文字を読むことができません。紙面の文字ではない周りの部分に，黒いたくさんのアリが動き回っているような感じに見えたりします。読み方がとってもゆっくりして，なおさら疲れるために，1段落目を読んだあとは，それ以上本を読むことをあきらめてしまいました。

　　私は，1つの単語を見たとき，初めの3文字を読むことはできますが，それ以外はまるでビーフジャーキーのようなベタっとしたものに思えてしまいます。さらに動いたり止まったりして，また動いたりします。私は，早く読むことができません。黒板に書いてある文字を消す前に，その答えを書いたり，それを板書し終えることはまったくできません。

　　タイプした文字を一度に読むことはできません。人間，物，単語，文字，絵などほとんどのものの周りに，光の光背が見えてしまいます。

● 接続的注意の欠如

　読んだり書いたり，コンピューターで仕事をしたりするような課題をやるときには，安定した注意が欠如してしまいます。この問題をもつ人は，読める単語のみで仕事ができるような方法を自分で見つけたりします。それゆえに，読み続けるためのスタミナを取り戻す間に，頻繁に休みを取ったり，他の活動をして気分転換をしたりしなければなりません。

　普通の人は，努力を必要とせずに読むことができるという前提で考えることができます。長い時間一定の注意を持続させたり，安定的に仕事をしたり，物事を理解したりするなどのときに，読むことは何の問題にもなりません。あなたはそうではないでしょうか。しかし，SSSのある人にとっては，単語を見て，その情報を処理しようとする場合に，エネルギーと努力を必要とします。彼らは長く読めば読むほど，さまざまな困難がもち上がり，課題を続けることができなくなってしまうことを，ついには発見するのです。

　　　私は，自分が他の人よりも読むことが困難であることを知っています。だから，私は，よく読むことをやめてしまっています。私は，朝起きて散歩したりするなどして，しばらく読むものから目を離します。私が学校にいるときに，読むことをやめてしまうと，教師はいつも私を怒ります。

5. それらの問題の結果

　読み疲れてしまうために，いろいろな症状が出ます。いま，私が話してきたような見え方をするSSSのある人は，短い時間読んだだけでも，頭痛や疲れ，目がひりひりしたり涙が出たり，眠さや過度の疲れを経験します。疲れで悩んでいる人は，読み続けるために，まばたきをしたり，目を細めたり，逆に目を大きく見開いたり，頭を横に向けたり，片目を閉じたりするなどの報告があります。読み物を目からかなり離したり，目からの距離を変えたりします。どのような視知覚のひずみも，背景としての紙面からの干渉も，読んだときの疲れを引き起こすことになります。視知覚のひずみが収まったら，何が起こるのでしょうか。疲れは止まるのです。

段落を読んでいくと，次の瞬間，次から次へと単語が消えはじめます。私はまばたきをして，しばらくの間，調子がよかったのです。しかし，単語がまた次から次へ消えはじめるのです。最初からそのような状態で疲れてしまい，読み続けようと思っても頭痛がしてしまうのです。

6. 非効率的な読者

　読むときに疲労が起こることに加えて，SSS は，非効率的な読み方を引き起こしえます。それはどのようなものでしょうか。これらの人は，読むスキルを効率的に使うことができません。目で見てそれを知覚するために，かなりたくさんのエネルギーと努力が必要となります。視知覚のひずみをもっているために，文字を一定の速度で読もうとしますが，よく読めないので，いらいらしたり，背景としての紙面の変化があったりもします。目で見たものの受容の仕方は，さまざまに SSS の影響を受けます。単語や行を飛ばしたり，読んでいる場所がわからなくなり，指を使ったりマーカーを使ったり，紙面に塊が見えたり，次の行に移ったと思ったのに同じ行を再度読んだり，行の上下に他の単語を挿入して読んでしまったり，読んでいる場所を見失ったりもします。板書するときにも情報を得るたびに困難を経験したり，1つの行を読んでいるうちに何度も頭を抱えてしまうこともあります。

7. 連続した概念

　SSS があるということは，それらの現象がすべてあるか，または，まったくないかの2とおりの問題ではありません。SSS は，見え方のタイプ，または発症の度合い，視知覚のひずみの強さなど，軽症である場合から重症である場合まで連続的に起こりえます。
　SSS の症状は連続線上にあり，極端に重症の側にある場合もあります。そのときには，問題が，よりディスレクシアであるように見えてしまうことがあります。しかし，ディスレクシアの問題も含むかもしれませんが，SSS，あるいは眼球運動の視機能など，さまざまな問題が部分的に共存している可能性もあ

ります。子どものころには症状がより重症で,とくに読んで理解するということに影響が出ているときに,子どもは典型的に学習障害であると判断されます。それらの子どもにとって,学習障害という1つの見方は存在するかもしれませんが,実際には SSS があり,そちらが影響を大きく与えている可能性もあります。逆に,SSS はあっても学習障害ではない,ということもあることをよく認識しておかなければなりません。

　連続線上の軽症のほうにある場合もあります。読む速度が普通,あるいはそれ以上にうまく読める人は,SSS があっても,読みの困難をもっていると認識することはないことがあります。それらの人は,自分は読むために,かなり余計なエネルギーを使うことや努力が必要であることを意識しているかもしれません。読んでいる途中に,頻繁に休みを入れる必要があることも,読むことで疲れることも,内容を理解するために再度読まなければならないことも,さっと飛ばし読みができないことにも,本を読むのに時間が多少長くかかることにも,やや気づいているかもしれません。言い換えると,SSS のある人は,読みに優れていたとしても,かなり苦労しているのです。

　このような軽症のほうでは,読みの効率面,あるいはやや読みにくい程度のわずかな困難があるくらいです。カリフォルニアの教育者は,健常者のうち 12% は SSS であると推定しています。また,米国とオーストラリアの研究では,学習障害のなかで読みの問題をもつ者のうち,約 46% は SSS であり,その程度は連続線上のいずれかの場所にあるといっています(これについてのより詳しいことは第5章にゆずりたいと思います)。ここで覚えておかなければならないことは,SSS のある人は学習障害とは違うということです。しかし,学習障害に対して影響を及ぼす第1の要因でもあります。ディスレクシアの研究を多く行ったダーレ・ジョーダンは,ディスレクシアがある人は,SSS の困難度の連続線上の中度より困難度の高いところにある人で,65% の人に SSS があると推定しています。

8. ここまでのまとめ

　ここまでのことをまとめてみましょう。人々のなかには,効率的な読み方を

している人たちのように，読むときに紙面が文字に影響せず，紙面をとくに意識しなくてもいい人がいます。しかし，SSS のある人は，紙面に印刷された文字と背景となる紙面の見え方の問題を経験しています。SSS のある人は，次のような多くの症状を経験しています。

・紙面から文字や単語が落ちるように見える
・単語の多くが一緒に動く
・単語の文字の順番が逆になったり，単語自体が回転してしまう
・単語の回転が左右に切り換わる
・背景である紙面が脈打つように見える
・背景である紙面が突然光ったり，ちらちら瞬いたりする
・背景である紙面が明るすぎて不安定となる

　これらのような見え方のゆがみを経験している人は，文字や単語を読むために，より多く目を動かしてみたり，目を細めてみたり，目の焦点を調節してみたりしなければなりません。それぞれの文字や単語を読むためには，自分のもっている少ない手がかりを使って，なんとか正確に読もうとします。それでも，読み誤りをしたり，読解がよくできなくなってしまうことにつながってしまいます。読みに問題がある場合には，次のような多くのことをもたらします。

・読む速度が遅い
・能率のよい読み方ができない
・読むと疲れて眠りに落ちてしまう
・読み続けられない
・読むことで頭痛や吐き気をもよおす

　SSS という現象を紹介したあと，数年間で，私が主宰するアーレンセンターで何千人もの人が SSS の問題をもっていると判断されてきました。これらの人たちにアセスメントを行い，その後，対処法（アーレン法）を行った結果，生活において多くの改善を経験しています。これらの人の体験談などから，私

たちはSSSがどのように人の生活に影響するかを学んでくることもできました。最も重要なことは，SSSが単なる読み障害ではないということを認識することです。

9. 子どもたちの体験

　SSSのある子どもたちは，見え方のゆがみを多く経験してきています。しかし，大人は，子どもが経験する見え方のゆがみにどのような問題があるかを知ることができないことが多いのです。子どもは，自分が知覚していることのなかで，どれが自然で，どれが不自然でおかしいことなのかを理解できません。

　しかし，親や教師，または友だちはその子どもにとって，どうすることが最良の対処法であるのか知りたいと思っています。しかし，意識的，無意識的に，子どもができないことに対して「やればできる」というようなある一定の圧力を行使してしまうことが多くあると思います。SSSがないと思われている子どもは，できないことでいつも責められてしまいます。

　子どもは自分自身で生活を制御しきれません。学校の教師は，音読の時間には，子どもが，「もうだめです，もうできません」と言うところまで読ませようとしてしまうこともあると思います。

　また，親は，学校でのたくさんのよいテスト結果を見たり，学校からの宿題をこなすことができると子どもにはよいことを言いますが，子どもができないときには，「やらないからできないままだ」とか，「努力しないから失敗する」と信じ込んでしまいます。しかし，子どもは，学業面で成功してほしいという親の期待に合わせることができないために，このようなタイプの親や教師や友だちからけっして喜ばれることはありません。

　彼らは音読することにも悩んでいます。それは，恥をかくおそれのあることだからです。学力の期待値に到達できないということは，子どもたちをストレス状態に陥らせることになります。学校でのテストでよい点をとれないことで，子どもは自分を責めたり，涙したりしなければならないことにもなります。

　　　先生が一生懸命にやりなさいと言うので，私は疲れきってしまいました。

私の10代はすべてのことに自信を失うことだったのです。

しかし,自信を失うことよりも,さらにもっと多くのことを失うことになります。それは,日々いつも,失敗や痛み,ストレスを感じることです。

あなたが年をとるに従い,さらに多くの痛みを止めることはできません。あなたは自分が感じているその痛みをただ隠します。

よい成績をとる友だちのことを考えるとき,私は嫉妬をしてしまいます。

いろいろな授業の成績がよく,課外活動もよくできるきょうだいと自分を比較するとき,ひどく憂鬱な気分になり,どうしてなんだろうかと思うのです。

私より学業で勝る周りの人たちと遊んだり,デートしたり,ただリラックスしたりする時間を共有するときには,それらの人に比較して自分ができないことが悔しくなります。そして,部屋で石のようになっていたり,枕をたたいて泣いてしまうのです。

10. SSSのある子どもの親

　他に問題のある子どもの親でもたいへんさはあるでしょうが,読みの失敗に悩む子どもを順調に育て,面倒を見ることはそう簡単なことではありません。親は,自分が産んだという後ろめたさやショック,どうしてできないのだろうという寂しさや抑鬱,自分の子として考えたくないという拒否や恐れや怒りなどのたくさんの感情をくぐり抜けなければなりません。
　親のストレスを認識することなしに,SSSのある子どもについて語ることはできません。親は,子どもに,学業面の成功も含めて,よく育ってほしいと願います。時どき親は,自分の子どもの問題を拒否して,子どもを支援しようとしない教師や教育システムと戦わなければならないことがあります。子どもの

問題は教育ではなく情緒の問題であると言いながら，学校はしばしば親を批判することもあります。

　特別支援学級にいる子どものなかに，SSSのある子どもも何人かいることが発見されることがあります。特別支援学級の子どもたちは，通常の学級の担任が，学習の進度がうまくいかないということを認識した子どもです。特別支援学級に子どもを通わせている親は，いつも，子どもの支援ニーズには合わない指導やシステムがあると感じるために，怒りやストレスをもったりします。親は，自分が経験する傷つきや失敗，そのどのようなものも子どもに経験させたくはないと思っています。これは，また，親と学校システムと子どもの間での戦いの場にもなってくる要素を含んでいます。それらの人たちは，子どもに学習の進度がほとんど見られなかったり，成功体験がなかったりすることが，「誰かのせいである」と互いに責めあってしまうこともあります。しかし，大人には，どうして子どもがそのような状態になっているのかということの重要な点が見えていないことがあるのです。

11. 新しい方向の発見

　子どもが読みや他の学業面の活動でうまくやっていけないということを，親が受け入れることはとても難しいことです。しかし，多くの親は「私は，子どもに学業やスポーツ，その他行動面で成功してもらいたいから，学校から指摘されない他の観点を見つけ，支援することによって問題を補うことにします」と，他のさまざまな面から子どもをとらえようとします。

　たとえば，子どもは勉強はできなくてもスポーツに秀でているかもしれないなどと観点を変えるなどです。それは，いいことでもあります。しかし，SSSは奥行き知覚にも影響を及ぼします。そのため，SSSがある場合には，子どもに不器用さがあり，協調運動が苦手なように見えてしまうかもしれないのです。それによって，SSSの問題に対処しなければ，スポーツチームのなかで子どもが選手として選ばれる望みが少なくなってしまうこともあるのです。とくに，ボールを扱うスポーツで子どもが力を発揮するのは非常に難しく，そのために，子どもの自尊感情が損なわれることになってしまいます。

また，他の親は，子どもは音楽的な興味を示すかもしれないと思われるかもしれません。たしかに耳から聞くことで，うまく演奏できてしまうことがわかったとしても，「さて彼らに音楽を習わせましょう」となったとしても，うまくいくかどうかわかりません。不幸なことに，SSS は，楽譜を読むことにも影響してきます。楽譜の中の，五線譜の上にある音符を読むことがとても難しいのです。そのために，SSS のある子どもは，音楽の場面においても成功しないかもしれないのです。

　芸術はどうでしょうか。SSS のある子どもは絵を描くことができるでしょうか。答えとしては「はい，ある程度は」となります。しかし，SSS は視知覚の困難ですので，どれくらいうまく描けるかどうかわかりません。SSS のある子どもは，3次元の図形をうまく見ることができなかったりします。そのために，3次元図形が立体的に影をつけて表してあっても，明るい面と暗い面の程度を見分けることができず，遠近感をもって見ることができないことがあります。そのため，SSS のある子どもは絵を描くことも難しいのです。

　そこで，いま，私たちは，子どもが学業面でも，スポーツ面でも，音楽面でも，芸術面でも困難をもつかもしれないと理解する必要があります。したがって，学業以外の観点に注目することが子どもの自尊感情を単に促進することにならないのです。そして，親もとてもつらい時間を多く過ごすことになります。しかし，それは SSS があるために起こることで，誰のせいでもありません。重要なことは少なくとも，どのような状態が快適かということを感じることなのです。

12. 大人が経験すること

　SSS のある大人は，子どものころからすでにたくさんの批判や叱責を受けてきましたが，それをくぐり抜けてきた人たちです。彼らはおそらく，ある面では，表面的に日々の問題を自分なりに解決して生き抜くための戦略を練ってきたため，不便さを解決する物や事柄を自分で開発しながら生きてきたのです。彼らは，日々どのような問題に直面してきたのでしょうか。

　大人は，車を運転して仕事に行かなければなりません。SSS のある人が車の

運転をするということは，目に見えない地雷のある野原を歩くようなものです。細く，曲がりくねり，さらに先がしっぽのようにだんだん細くなるような，恐ろしい状況のなかで不幸にも運転をしなければならないのです。

　仕事のなかで，早く効率的に仕事を遂行できる同僚は，とくに何の違和感もなく蛍光灯の下で仕事をするでしょう。そのときに，SSSのある人はとても難しい状況にあるのです。

　SSSのある人は，たぶん文字を読んだりする状況を避けようとするでしょう。なぜなら，読み能力が低いことを周りの人に知られたくないからです。しかし，読みの苦手さは，それほど長く隠しておけるものではありません。読みを必要とする状況のすべてを回避することはなかなか難しいのです。上司が，「○○君，これを読んで」と不意に特別な報告書を読むように要求したとき，何が起こると思いますか？　SSSのある人は，蛍光灯のない家の中では報告書を読んで報告することができ，自分の部署での仕事はでき，人が読んだ報告書の内容を理解することはできます。ですが，SSSのある人は，蛍光灯のある部屋で報告書を読むという上司の要求に応えられず，自分の周りの人よりも自分が劣っていると感じるでしょう。

　SSSのない人は，新聞を読んだり本を読んだりすることにほとんどまったく問題をもつことはありません。しかしSSSのある人は，テレビやラジオで情報を得ることは簡単にできますが，公の場で自分から読むということはなるべく避けようとします。そして，あたかも他のすべての人が，自分より多くの知識をもち容易に知識を得ることができると，大人になってもまだ感じるでしょう。

　SSSのある人は，生活のさまざまな局面において，子どものころに始まった不適切な感情や失敗感を，長年たったあとでもより強く経験することがあるのです。

13. 気をつけなければならないこと

　その人にSSSがあるかどうかをどのように知ればいいのでしょう。あなたはどうやってそれを探すことができるのでしょうか。まず，「読む」という点

からは，読むことが苦手で読みを回避したり，また読むことに楽しみを感じることができなかったり，他の人よりも読む機会が少ないなど，いくつかの点で気づくことがあるでしょう。また，そういう人は，強い光の中ではなく，ぼんやりとした弱い光の中で読むということを行ったりします。他にも，読み続けることによって，自分には明確に困難があるということに気づきます。

SSS のある子どもの場合には，文字を読みやすい場所を探すことにかなり時間をかけることで，SSS の症状があるということを推測できたりします。椅子の上に寝転がって暗いところで本を読んだり，またはテーブルの下に本を置いて暗いところで読んだりする，などです。暗いところで読むということは，親や周囲の大人にとってはとても不思議なことのように思えるでしょう。しかし，SSS のある子どもにとっては，それは普通のことなのです。

SSS のある人の読みはゆっくりであったり，ためらいがちであったりします。そういう人のことは，自信をもって大きな声で読むような人にはわからないものです。単語や行に線を引いても，飛ばして読んでしまうことがあります。単語に線を引いて注意深く読もうとしても，誤って読んでしまうかもしれません。

もはや読むということは，SSS のある人にとって十分に大きすぎる負荷なのです。たぶん，不幸にもこのような経験のすべてが，努力をしようとしてもほとんど読めないという無力感につながってしまうということが理解されるでしょう。

14. 何が支援か

何がうまく働かないのかについて，まずは話してみましょう。SSS の視知覚のひずみがあるときに，読みや学習の困難を修正するために，医学的な治療スキルの確立や目の動きに関する視機能訓練，食事療法，統合感覚療法，薬物療法がまず必要となってくるのではありません。

SSS のある人にとっては，光の全波長のなかで，ある波長の光の感受性を調整することに困難があるため，背景としての紙面が印刷された文字に影響を及ぼしゆがんで見えてしまうのです。

有色フィルターは，受容する光のスペクトルの強さを変え，目に見える外界

の情報を処理する能力を改善し，文字の印刷されている紙面を安定的に見えるようにさせるのです。

　その人に最適な有色フィルターの色は人それぞれ異なり，その個別なニーズに合わせてフィッティングされるものです。そこには処方される色の無限の組み合わせが存在します。診断するというプロセスのみがけっして重要なのではなく，光の受容を正しく調整することが，1人ひとりに大きな恩恵を与えることができるのです。読み速度，読みの正確さ，読み理解，安定した読み，読みの快適さを改善する色の組み合わせは，繊細に調整されるものであり，人それぞれにとっての唯一の組み合わせが存在するのです。

15. 何がSSSの原因か

　SSSは，全波長の光のなかでいずれかの波長の感受性が高いということが，この症状の基盤です。このようなSSSは，中枢神経系である脳の構造上の欠陥を含んでいる可能性があります。もし脳に送られる信号が不適切に処理されれば，結果的に，視知覚に問題が起こるのです。SSSとは，全波長の光を脳が受容し処理することにひずみがあるということなのです。

　もちろん，それは1つの考え方であり，SSSのある人の視知覚のひずみを，有色フィルターがいかに軽減して除去するのかはまだ明確になっているわけではありません。しかしながら，有色フィルターは選択的にまた個別的に，トラブルの原因となる光の波長をカットするのです。もし，視知覚のひずみの原因となるこれらの光を減弱することができれば，目に見えるものを脳がより効果的に分析し，正確に情報を処理できるようになるのです。

　SSSの原因はまだはっきりはわかりません。しかし，同じ家族のなかで1人以上に存在していたりする事実から，遺伝的要素があることは示唆されます。少なくともそのような遺伝的要素は，SSSのある子どもが低い知能や問題行動のために読むことが困難であったり，また見え方が困難であったりするわけではないことを示しています。また，SSSの男女比は今のところ同程度であると考えられます。

　SSSが，読みに影響することが明白であるのに，伝統的な専門家たちとその

是非を争わなければならないときがあります。教師や心理士，視覚の専門家，その他の専門家は，SSSの視知覚のひずみを見つけるための訓練をされてきたわけではないし，視知覚にひずみがある可能性があるという人のことを報告してもきませんでした。私たちは，これまでに意識されたことのない新しい問題を認識し，視知覚の問題や，教育や医療を考えなければなりませんでした。

　もう1つ，SSSへの対処法として認識するべきことは，読み能力に影響する背景としての紙面が文字と競合した見え方をしてしまうことであり，文字の印刷された紙面がゆがんで見えてしまうということなのです。このような考え方は，誰よりも見え方のゆがみが存在しているなかで，読書活動をしなければならない当事者やその周りの大勢の人によって支持されました。

第4章

読むこととSSS

　ほとんどの人にとって，読むことは当たり前のことです。そして，その読むことを学ぶこともそうたいへんなことには思えません。子どもたちは読むということを学校のなかで習得します。そして時間を経るとともに，よりたくさんの文字や単語を覚え，それらを声に出して読み，そして最終的には，音読や読解することを学習するのです。読むことは，日ごろの学習に不可欠なものです。結局のところ，教科書を読めなければ，歴史や地理といった教科の内容も学べないのです。

　大人にとって，読むことは日常生活のなかでも一般的に行われる行為です。どこに行っても情報を表す標識や記号があるでしょうし，仕事では注文したり，説明したり，他の書かれた情報やたくさんの量の資料を読む必要があることでしょう。

　読むことを学ぶのは簡単なことに思えますが，実は，読むことは信じられないくらい複雑な能力を使うことであり，あらかじめ決められた仕方で並べられた文字や単語，記号などの数々のシンボルの解読にも関わってきます。読み手であるあなたはそれらを的確に受容し，解読し，それらに符合する音の情報を認識して，最終的には自分の言語，推理，知的能力でシンボルに対する意味も付与しなければなりません。これは，まったくもっ

て単純ではないのです。

　当然ながら，これら基礎的な読み能力のどれかが欠けていれば，注意が必要でしょう。それはさながら，外国語を扱うようなものだからです。米国の教育システムは，今ここで取り上げた基礎的な読み能力に問題を抱えるすべての人々に検査を行い，治療教育を提供しています。しかし残念ながら，ある1つの問題は認識されないままになっています。すなわち，SSSが原因である場合，文字などの印刷物の見え方がゆがみ，読もうとする文字や単語，記号要素が影響を受けてしまうということです。

1. なぜ読むことは大切なのか

　読むことは，学業でよい成績を収めるために必要な基礎的スキルであるとともに，多くの場合，その後の人生の成功にも影響を与えます。読むことなしに教育システムのなかを切り抜けるのはきわめて難しいことです。教科書，地図やグラフから情報を取り入れるように指示を受けることもあるでしょうし，試験問題を読んでそれに答える必要も出てきます。黒板に書かれた情報を読んで，それを書き写すこともあります。また，数学の問題を読んで解くように指示されることもあれば，数字の桁をきちんと把握して計算しなければならないときもあります。

　読めなければ，テストで尋ねられている情報もわからないわけです。また趣味として本を手に取ることもできないでしょう。読めない人は，読めないことを指摘されるのではないかと思い，仕事でもビクビクしてしまうかもしれません。

　読むのが苦手な人の多くは，自分をつまらない人間，思いどおりにいかない人間とみなすことがあります。

2. SSSが読み能力に与える影響

　果敢にも前章に例として載せてあるゆがんだ文字のページ（38，40，42，44，45，47，48，49ページ）を読もうとした人は，興味深い現象に気づいたかも

しれません。あなたの読む能力は低下したのではないでしょうか。あなたは書かれている内容を理解することに取り組まなければならなかったわけですが，それによって読む速度が落ちたことと思います。場合によっては，印刷があまりにゆがんでいて単語が読めないので，あなたは推測したり，間違って読んだり，文章全体あるいは段落全体を読み飛ばしたりしていることに気づいたでしょう。読解についてはどうでしょうか。内容が重要だと感じたときには，単語や文章，あるいは資料のある部分をもう一度読んだかもしれません。

あなたの読み方は遅くて非効率的なものになったと思いますが，まず読みたくなくなったのではないでしょうか。あるいはただ短時間で大雑把にそれを済まそうとしたかもしれません。SSSのある人はどうでしょうか。彼らは，本など何かを読もうとするとき紙面上の文字がゆがんで見え，そのまま読み続けようとするとまたゆがんで見えるのです。なんと彼らは，やる気があってなおかつ覚悟ができている人々なのでしょう。読むことなど容易と思っている人が，もし突然，光に過敏になれば，おそらく読みたいとは思わないはずです。

（ゆがんだページを読んだことのない人は，この先を読み進む前に図4-1を読んでみてください。）

SSSのある人はどんなに工夫をしようと，SSS自体への対策がなされなければ，流暢に，自信をもって読めるようにはなれません。視知覚のひずみがあるために，読書を楽しむのに必要な理解力を獲得することが困難となってしまうのです。

SSSのある人が読書を楽しむ習慣をもつようになることはないでしょう。読書欲を養うか，または趣味としての読書を身につけた人にとっては，読書は流れるように楽なもので，きわめて楽しいものであるはずです。

能力アップ講座，速読講座，学習スキル講座，その他，何の講座を受講しても，SSSのある人が長時間集中して，読書時間のむだを省き，より速い速度で読みながら情報を記憶することを可能にすることはないでしょう。SSSがあれば，読むことが速く，容易で，楽なものとなることは絶対にないのです。

SSSが視知覚や読みにどのように影響を与えるのかを理解するには，SSSのある人々と同様にSSSのない人への検査が必要となるでしょう。

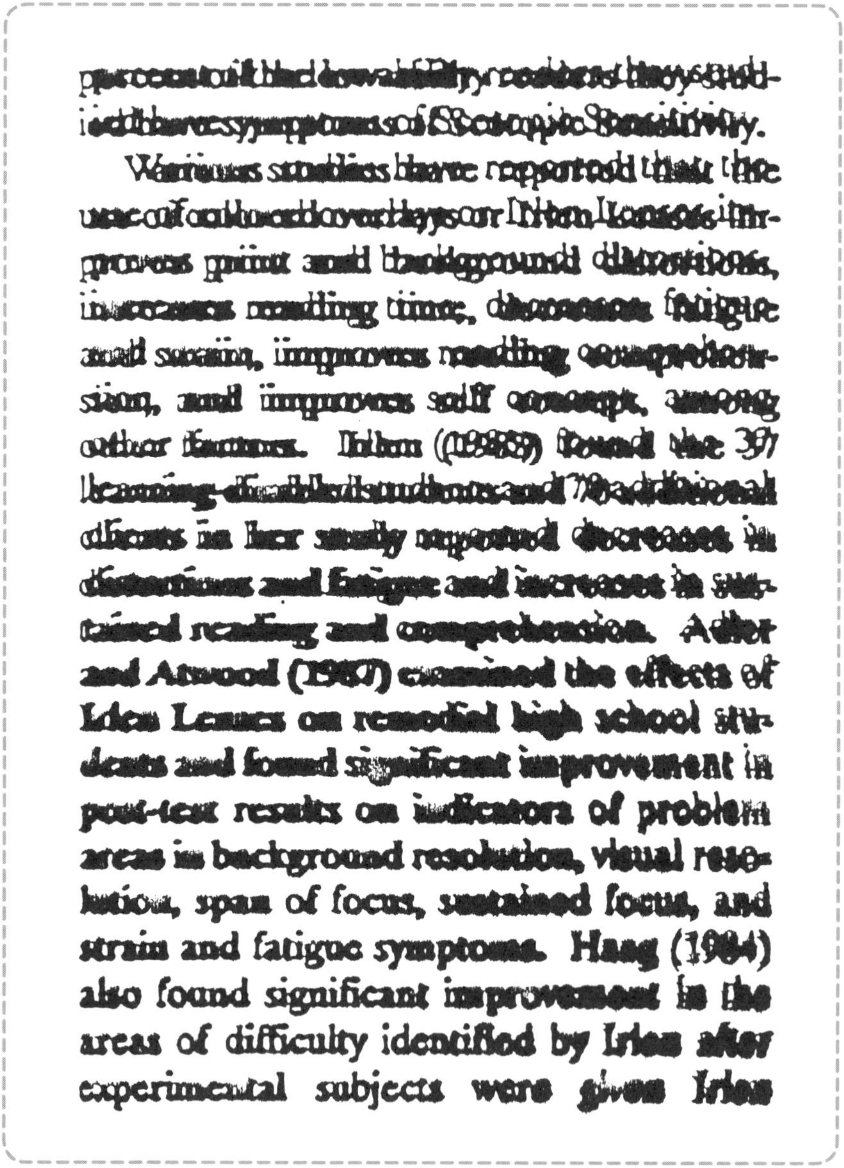

percent with black downshifts); moreover, they studied the symptoms of Scotopic Sensitivity.

Various studies have reported that the use of colored overlays can, in Irlen's improves print and background distortions, increases reading time, decreases fatigue and strain, improves reading comprehension, and improves self concept, among other factors. Irlen (1989) found that 39 learning-disabled students and 79 additional adults in her study reported decreases in distortions and fatigue and increases in sustained reading and comprehension. Adler and Atwood (1987) examined the effects of Irlen Lenses on remedial high school students and found significant improvement in post-test results on indicators of problem areas in background resolution, visual resolution, span of focus, sustained focus, and strain and fatigue symptoms. Haug (1984) also found significant improvement in the areas of difficulty identified by Irlen after experimental subjects were given Irlen

●図4-1　視知覚にひずみのある人が見ていると思われる文章

このようにひどくゆがんだものが書かれている本を1冊読み通すのがどのようなことか，想像してみてください。

3. 上手な読み手

　上手な読み手とは，単語認識が自動的にできる人のことであり，それゆえに言語能力を用いたり，文字化された情報を十分に活用したりできます。

　読むことはそれほど難しくない自然なプロセスで獲得でき，さらに，そうした課題は楽しめるものであるべきでしょう。一般に，そうした上手な読み手にとって，課題は教材のタイプや難しさの影響を受けることはありません。上手な読み手は一度に長時間読むことを好み，読んでいる途中に休憩を入れることなく読むことができます。読むことの容易さと効率は常に一貫したものであり，読み進むうちにそれらが崩れていくことはありません。

　上手な読み手にとっては，理解力もまた読むことの重要かつ自然な側面の1つでしょう。内容の情報は，文章の前後関係のなかから得ることができますし，単語にもそれぞれに意味があります。文章にある要点が，概念を形成するためにつなぎ合わされます。読みの情報処理過程が複雑になっても，上手な読み手は，あたかも氷上をすいすいと滑る一流スケート選手のようにうまく読んでしまうでしょう。紙面上にある単語から意味が流れ出てくるのです。

　SSSがあり，自然にすらすらと読むことができない読み手についてはどうでしょうか？　問題点を改善しても効率的な読みのスキルを伸ばすことのできない人々はどうでしょうか？　そして，基本的な音読のスキルがあっても，それを活用できない人々の場合にはどうでしょうか？

　SSSのある人は，スケートをするにもかなり多くの問題を抱えていると言わざるをえません。彼らにとって，読書はむしろ肉体労働に近いのです。

　　　　読むことは芝刈りみたいで，ただ消耗するだけなのでもうたくさんです。

　SSSのある人と，他のタイプの読みに問題のある人を比較すると，その特徴にかなり多くの相違点があることがわかります。SSSは，文字や単語の認知速度や一貫性を妨げて，その人の読み方を変えてしまうのです。まず彼らは，文字を認識するのに苦労し，次に文字をつなげてそれぞれを別々の単語として整

列させ，意味をとらえようとします。その後に，もう一度文章全体に目を通して，読んでいた内容を理解していたかを確かめなければならないのです。このような人は，ある一部の波長の光に対して過敏であるがために，すべての単語を知っているかどうかにかかわらず，読むこと自体に多くの労力を注ぎ込まねばなりません。驚くべきことは，上手な読み手が楽しく座りながら長時間読書できるのに対して，SSS のある人はそうした状況下では落ち着きなく，しょっちゅう休憩をとる必要が出てくることになります。

　SSS のある人にとって，読書は絶え間ないいら立ちのもととなってしまうのかもしれません。本の紙面がゆがんで見えているだけでなく，習得した読みのスキルを活用してすらすらと読むことや，問題点の改善を促進するうえでも，そうしたゆがみが一貫した単語の認識能力の発達を困難にしてしまうことでしょう。

4. 上手な読み手にも SSS は存在しうる

　顕著な読みの困難を抱えた SSS のある人とは異なり，SSS のある人のなかでも，その症状が軽い人は，基本的には上手に読むことができます。しかし，彼らの場合には，読みの情報処理過程に必要以上の労力を注いでいることに気づいていないかもしれません。そうした人たちは成績もそこそこよいでしょうが，友だちよりもたくさんの時間を読書や勉強に費やしている可能性があります。夜遅くまで起きて宿題を終えようとしていることもあるでしょう。読書や勉強の時間を余分に取らなければならないので，友だちと過ごす時間が少なくなったり，娯楽的な活動にも本人が望むほどには長い時間参加できなかったりということもあります。

　　　僕は勉強だけに時間をさいていたので，フットボールや野球など，他のことは一切できませんでした。どうせボールをキャッチできないので，大きな損にはならなかったとは思いますが。ある夏休みのこと，高校の演劇で小さな役をもらったことがありました。本当はもっと続けたかったのですが十分な時間がありませんでした。本番での役をもらうためには気乗りのしない台

本を読まなければならなかったのです。そのころの僕にはデートに行く時間の余裕すらありませんでした。

　成功を収めた専門家のなかにもたくさんのSSS当事者がいます。医師，心理学者，教師，あるいはその他の専門家の多くにも光の過敏はありますが，そこまで重度ではありません。たとえば，ある医師は，読書をすると毎回頭痛がするので，読書とは「イコール頭痛が現れること」と思い込んでいました。また，ある大学教授は，同じ資料を何度も読まないかぎりは内容が理解できないと感じていました。彼の場合，音読しながら録音したテープを聴いて補っていたので，たった1回かぎり読んでも必要な知識を得てはいました。そのようにして，彼は高校を優秀な成績で卒業して大学でも博士号を取得したのです。

　読みの標準的な考え方にだけ注目するならば，視知覚の問題のある読み困難者の多くが発見されないままに時間も過ぎていくことでしょう。そのような問題を抱えた人は許容範囲内の成績をとることはできても，自分をでき損ないのような存在と感じてしまうかもしれません。よい成績をとれないのは自分の失敗のせいで，単に努力不足なだけなのだと感じるのです。

5. 読みの基礎的なスキルを超えて

　読書には，単に読みのスキルを学ぶ以上のことが含まれます。読み手はそうしたスキルを効果的に活用する必要があるでしょう。SSSのような視知覚の問題は，読みの能力が的確に活かされていないか，進歩しない理由の1つとなりえます。しかし，そうした困難は，勉強することに対する動機づけの低さや知能の低さ，あるいは態度の悪さとして誤解されてしまうのです。

　もし子どもたちに読みの困難があるとすれば，彼らがその単語を知らないか，あるいは発音することに問題があると誤解したりします。しかし，それを真実かどうか確かめる教師たちはほとんどいません。子どもが1つの単語の読みでつまずいたときに，いったい何人の教師が「何があなたをつまずかせたのか？」と尋ねてくれるでしょうか。そうです，読んでいる本人だけが，その自分の状態についての情報を握っているのです。

たった1つの単語につまずく理由はたくさんあり、視覚語彙の少なさや解読能力の低さもそのなかに含まれます。しかし、これは単語が読めないから起こることではありません。こうした人々は、紙面の上に書かれた単語が相互に滑り込んで重なってしまう、あるいは洗浄現象によって消えてしまった単語がもとに戻って見えるようになるのを待つような状態にあるのです。これらはいずれも SSS に関係していますが、当事者が体験する困難についての正しい問いかけがなされないかぎり、すべての問題は、読み障害という分類にされてしまうでしょう。

6. 不安定な読みの情報処理過程

読みに対する教育は、たいていの場合、読みの情報処理過程で質の低下は起こらないという前提を基本としています。

しかし、SSS があると、読むことは安心して行うことのできる処理とはなりません。背景としての紙面が文字をまともに読むのを常に邪魔してしまうのです。いったんその現象が始まってしまうと事態はどんどん悪くなり、読み続けようとすればするほど深刻化します。悪化を食い止める策は読むことをやめるほかにありませんが、再び読みはじめれば同様のことが起こるでしょう。

> とにかく読むことというのは、自分としては戦いでしかないので、僕は読むことが嫌いです。最初のページでは何もかもうまくいって、僕は自分の読んでいることも理解できます。そのうち文字が揺れはじめます。さらに何ページか読み進めていくと、単語の真ん中がぐるぐる回りだすと同時に周りにある他の単語もずっと揺れ続けるのです。長く読もうとすればするだけ文字が揺れたり、渦巻いたり、回転したりします。それで、僕は立ち上がってコーヒーを飲みに行きます。その後再度読もうとすると、少しの間はちゃんと読めますが、そのうちに、文字や単語がまた渦巻いたり、回りだしたりするのです。読むことはあまりにもたいへんな作業なので、結局、僕はあきらめてしまいます。

7. 長続きしない読書

　学校における教育は，すべての人が同じ時間だけ読むことができるという仮説のもとに成り立つものです。たとえば，学校の授業は多くの場合に45分や1時間といった一定の時間内に行われるため，子どもたちはその時間内で，読んで，書いて，板書を行うということを達成するよう期待されています。そして，読み手の側には必要な情報を得て，課題を完成させ，授業内容についていけるよう，できるだけ長い時間読み続けられるよう期待されるのです。

　しかし，SSSのある人はそのような期待にそうことはできないでしょう。彼らは読みのスキルや視覚語彙を十分にもつことはできても，読みの持続力は個々人で顕著に異なる場合があるのです。とくに深刻な視知覚の問題を抱えている人であれば，1つないしは2つの段落よりも多くは読みこなせそうにないと感じます（なかには，1語か2語だけという人もいます）。一般に，そうしたSSSのある人は，読むことが破綻するまでの15分から20分の間は読み続けられます。しかし，いうまでもなく，それは学校の授業で必要とされる読み書きの作業についていくための十分な時間ではありません。

　繰り返しの読み練習が支援となることはあるのでしょうか。実際のところ，練習すればするほど事態は悪化します。長く読めば読むほど，文字はゆがんで理解力も低下するからです。SSSのある人にとっては，たくさん読むことが読みの問題を克服する最善の方法とはならないのです。

8. 発達により読めるようになるか

　子どもたちが学校から読むように要求される量は，学年が上がるごとに増えていくものです。これは，発達とともに子どもがより長く読めるようになるものだという暗黙の前提に基づくものであり，当然ながら，3年生での期待値は5年生での期待値とはかなり異なります。

　上手な読み手であれば成長するにつれて読む量の増加にも対処できるものですが，SSSという光の過敏性がある人は，効率的に読むことがいつも阻害され

てしまい、ずっとその状況は変わらないのです。彼らの音読スキル、読める時間の長さ、そして効率は成長しても改善はしません。どんなに挑戦したとしても、よくはならないのです。

　　今でこそ、私は教師、しかも読みの専門教師ですが、小学校にいたころよりも長く読めるとは到底いえません。周りのみんなと同じようには読めないのです。自分のやり方が間違っているのが原因なのだとずっと思っていました。

9. 身体への影響

　読みの困難を抱える人々は、読むことをどのように感じるのか、また心地よいものなのかどうかを尋ねられたことはありません。読むことは誰にとっても心地よい行為であるという暗黙の了解がありますが、現実問題、読むことに苦痛を伴う人もおり、読むことに関連して出てくる身体症状もいくつかあります。何かを読むと頭痛、吐き気、眠気をもよおすこともあれば、精神的に緊張し疲労を覚えたりすることもあるでしょう。上手な読み手が長い時間読み続けられる理由の1つとして、彼らが読むことから痛みや緊張、疲れをほとんど感じないことがあげられます。

　そのようなマイナス面の身体症状により、SSSのある人はせいぜい短時間しか読まないか、最悪の場合にはまったく読まずに終わるでしょう。たとえば、5分間の読書が頭痛を呼び起こすとあらかじめわかっているなら、おそらくあなたは3分から4分だけ読んでやめにすることでしょう。何かを読むごとに、毎日、あるいは毎回頭痛を伴うのは嫌なことですし、健康に害のあることはできれば避けたいと思うものです。

　子どもたちはたいていの場合、読むときに頭痛がするとは訴えません。一般に、子どもが何かを読むことで頭痛がすると言えば、大人はそれを「勉強したくないからだ、読むことが面倒だからだ」というように、子どもの単なる言い訳だと思い込んでしまったりします。子どもたちの申し立てには、それに値する信憑性が与えられないのです。

いま，私たちは，ある種の視知覚のひずみが身体的な症状をもたらすと明確にわかっています。たとえば，デイビッドが読書を始めると，文字が左右に揺れだします。数ページ読み進めると，背景としての白い紙面がクリスマスのイルミネーションのように点滅して，単語もねじ曲がって散らばってしまいます。さらに数ページ読み続けると今度は紙面がまぶしくなりすぎてしまい，デイビッドは誰かが自分の目の中を懐中電灯で照らしているのではないかと感じるほどになるのです。

　　　背景としての紙面の白が広がってきて僕を攻撃してきます。まるで顔面パンチを食らったかのような気分になるのです。

　そうしたまぶしさは長く読み続けるとさらに強くなるので，ドキドキしたり頭痛が起きたりします。文字が常にゆらゆら動いているので，デイビッドは吐き気までもよおしてしまいます。
　何かを読んでいると眠気を感じて，本当に寝入ってしまう人がいるのはなぜでしょうか。実はこれは，身体の痛みへの防御反応の1つなのです。読むことにより極度のストレスが生じた結果，SSSのある人の身体の防御システムが作動して刺激から遮断してしまうことがあります。読んでいるものに光が点滅して，文字が回転し，さらに紙面上で多くの出来事が起こっているとすれば，何かを読もうとしただけで疲れてしまうのも納得のいくことです。

10. 休憩すること

　そうした人々が読み続けるにはいくつかのコツがありますが，その1つとして，頻繁に休憩を取り入れるという方法があります。
　休憩とは，本の紙面から顔を上げたり，座ったままではなく一度立ち上がったりするようなこともよいでしょうし，5〜10分間歩き回ったあとに，読書に戻るというものも考えられるでしょう。休憩をとる頻度や休んでいる時間の長さによって，読むことにどれほど深刻な困難があるのかを容易に見極めることができます。読みの困難さが重症の場合には，休憩時間を非常に長くとるの

で，実際に読む時間のほうが短くなってしまう場合もあるでしょう。SSSのある人のなかには，数分おきに休憩がとれるように，読む合間合間にテレビをつける人もいます。

　読みの情報処理過程に休憩を組み込むことは支援の1つとはなりますが，それと同時に時間がかかり，全体としては読む速度が落ちてしまうことになるでしょう。結果として，休憩時間が読んでいる時間よりも長くなってしまうほどの人もいます。ある章全体を休憩なしには読めない人は，仲間や同僚よりも読むことに長い時間をかけているように思われてしまいます。

　1つの章を続けて読み通せないような人は，章の終わりやある内容の終わりで読むことをやめてしまいます。そうした休憩をとるときは，視知覚のひずみや緊張感が読解に影響しているときなのですが，彼らは休むことで，読んでいる文字のゆがみや読むことによる自分の疲れを取り去ろうとするのです。それはあるときには効果を発揮しますが，ほんの少しの間だけにかぎられるでしょう。しかしながら，そのような休憩をとることが適切ではないときにとらなければならないうえに，読む作業に戻るときには，またある一定以上の量を読み直さなければならないのです。

　読み続けるために休憩をとるのは，何もSSSのある大人たちだけではありません。子どもたちもまた，授業のなかで同様の戦略を使おうとします。机の上に顔を伏せたり，窓の外を見たり，あるいは隣の席の子に話しかけるか，うろうろ歩き回ったりするならば，その子は，不注意で，注意力が散漫であり，やる気がないものと不適切にみなされてしまいます。子ども本人は，小休止を入れてはいけないとすぐに察知しますが，だからといって読み続けられるわけではありません。多くの場合，これらの子どもは読んでいるふりをすることが授業中の安全な過ごし方だと考えるようです。周りの子どもたちと同じように，首を振りながらページをめくるまねをすることもあります。彼らのそうした態度には，教師とトラブルにならないようにしようという意図が見え隠れします。しかし，それは，読むことや授業の課題に取り組むには役立たないでしょう。

　読みについての以下の仮説は，SSSのある人にとっては不適切なものです。すなわち，①基本的な音読スキルがなくても読解することはできます。②ざっと目を通すこと，速読することは，自動的にできるようになります。③音読さ

せることは読みを学ばせるよい方法です。④指やマーカーを用いて読むことは上手な読み手には見られませんし，怠惰や不注意を助長するのでなるべく避けたほうがよいです。⑤読み書きをする間の落ち着きのなさや不注意は ADD（注意欠如障害）として知られる神経学的な異常を暗示するものです。⑥子どもたちは発達の条件さえ整えば，読むことを自然に習得できます。読みについて人々が言っているこれらのことは，一般的に正しいことではないのです。

11. 環境も要因の１つ

　もし状況がそこまで悪くなかったとしても，特定の環境要因によって SSS のある人の抱える問題がさらに悪化することも考えられます。たとえば，照明の種類や明るさの程度が，紙面上で起こる SSS の症状の出現を助長したり，さらに悪化させたりすることもあるのです。

　一番困るのは蛍光灯の存在です。なんということでしょう，教室やオフィス空間でよく使われている照明の種類は蛍光灯です。SSS のある人にとって，蛍光灯があることによって，どれほどたくさんの困難が加わるか想像できますか？

　一般に，SSS のある人のほうが，ない人よりも蛍光灯の下で集中することや読むことに多くのエネルギーや努力を必要とするもので，他の照明のタイプと比較してたくさんの労力を注ぎ込まねばなりません。彼らは読むことはできたとしても，その理解力，読み続けられる時間，そして疲労からくる活動度の減弱などに影響が及ぶことになります。

　SSS のある人は，仕事に関連した読み物であっても，多くの場合，薄暗い照明の下で読めます。自宅のなかではそれに従事することはできるでしょう。しかし，学校にいる子どもたちは，ダメージの大きい蛍光灯の下で，読んだりテストを受けたりしなければならないのです。

12. 素材について

　読むべき資料が書かれる素材が困難をつくり出していることもあります。ホワイトボードや高光沢の白色紙の場合，いずれもギラギラとしたまぶしさをもたらすために事態を悪くする場合があり，SSS のある子どもたちが，読みの課題を続けることをより困難にしてしまうかもしれません。

　1 ページごとの文字の量や，書体・大きさもまた読みの困難に影響します。教科書や雑誌の多くは，光沢がなく紙面の白さがあまり目立たないザラ紙（わら半紙）の書籍のほうが読みやすく感じられるものです。また，読み物の形式にもより，絵や図を含み，大きな活字で印刷してある書籍やページごとに 2 段以上の段組になっている書籍のほうが読みやすくなります。

　一部の子どもたちは，キーワードだけにアンダーラインを引いたりマーカーで塗ったりするよりも，紙面全体を色づけしたほうが，紙面と印刷された文字のコントラストを下げられることがわかりました。ページをまるごと色づけし，背景としての白地を水色や黄色，ピンク色などに変えるのです。穴をくり抜いたカードを紙面上に載せることで背景をさえぎっている子どももいれば，自分の手で日陰をつくり，印刷された文字を陰に隠したり，紙面を半分に折ったりしながら読む子どももいます。

13. 読み能力をアセスメントする

　読みの困難さは，基本的には読みに関する標準化検査によってアセスメントされるものです。そのような手段は，主として理解力，符号化と音読のスキル，そして視覚語彙の多さといった非常に特殊なタイプの問題点を探し出すものです。実際には，読むことにそれよりも多くのスキルが含まれているということです。どのようなスキルでしょうか。批判的な思考力，分析的な読解能力，また推理能力は，読むうえでとりわけ不可欠なものでしょう。

　標準化検査はせいぜい，学習や読みの問題の程度を正確に診断できるくらいのものです。教育システムのなかでは，実際に支援を必要としている子どもの

うちのほんの一握りだけがそのような検査によって要因が特定されるということが知られています。たとえば，一部の子どもたちは，正確にある程度の長さを読むことができるので，読みに関する標準化検査ではそれなりによい結果を出せますが，学校や仕事で必要とされる程度に読み続けることはできません。

　他にも，標準化検査に適切に考慮されていないと思われることはあります。読解力は複合的な概念です。SSS のある人の抱える読解力における問題点のタイプは，読みのテストでアセスメントされるものとは異なります。それらは実際には，とらえにくく，短時間でスクリーニングを実施して，その姿を見つけ出すことはなかなか難しいのです。SSS があっても，読みのテストの結果では好成績を残して優れた読解力を示す場合があります。しかし，現実には，そのような優秀な読解を実現するために，その人は何度も何度も読み直しているのです。テストではよい成績を収めることはできても，現実の世界では読むことについて失敗をしてしまうため，より多くの量の読みが必要となることがあり，やがては読み能力の低下をもたらすことにもなるのです。読み直すごとに SSS の症状がひどくなって，書かれた内容の正しい理解にたどりつくことも難しくなり，最後には読み時間がなくなって疲れてしまいます。また，場合によっては，ある箇所で労力を使いすぎて読む作業がぱたっと止まってしまうこともあるのです。

　教育システムは，学習成果については測定してくれますが，学習に注がれるエネルギーや努力の量を量ってはくれません。しかし，それなしには全体像も把握できないものです。

　　僕は文字を読めます。学校でも成績はよいほうです。誰もが，僕が読みの
　問題を抱えているとは思わないだろうけれど，僕は自分で知っています。僕
　が読む課題を終えるためには，友だちよりもずっと長い時間がかかります。
　紙面にある文章のどこを読んでいたのかわからなくなりますし，読むべき単
　語が，見ようとしてもそこに見えなくて，何行も飛ばしながら，何度も何度
　もやり直して正確に読もうとしているのです。成績はよいから，誰も僕の抱
　えている問題なんか，知りません。読むことが，こんなに僕を悩ませて混乱
　させるということから，僕は，何度も読み返していますが，その必要がなけ

ればよいのにとつくづく僕は思います。

　自分なりの対処の仕方が，SSSの問題を正確に識別することを逆に阻害することがあります。そうした努力や手段が真実を隠してしまうのです。子どもたちのなかには，読み飛ばしという興味深い手段を編み出したがゆえに，標準化検査をすり抜けて，読んでいるものの概要を大まかに把握し，学校でなんとかやっていくことができる子もいます。彼らは読み物をより速く読み終えることを習得しますが，ほんの一部の情報を得ているにすぎません。段落の始めと終わりだけを読むこともあれば，質問を先に読んでから重要と思われる箇所だけを読んで，次の段落やページまで読み飛ばすことがあります。これが学校で生き残っていく手段なのですから，彼らは一度として文章全体を読み通すことはありません。場合によっては読解のテストや標準化検査の問題項目さえも読み飛ばしてしまいます。しかしながら，一方ではそれらの内容を正確に理解してはいません。及第点をとるのに必要な情報だけを得ているだけなのですが，読み能力の問題は外から見えず，隠されたままになってしまうのです。

14. SSS：パズルの1ピース

　SSSのある人の支援である有色フィルムや有色フィルター（レンズ），またその他の補助具は読みの治療教育に置き換えられるわけではありません。そうではなく，この支援の目的は，学習プロセスを妨げている視知覚の問題点を除くことにあるといえます。SSSは学習を困難としていることに関わるいくつもの要素のうちの1つにすぎないのです。

　有色フィルターを使用することによって，言語理解や音韻認識，また単語の発音の困難さなどを緩和するわけでもなければ，視覚語彙の弱点を補ってくれることでもないのです。しかし，少なくとも，視知覚のひずみが除かれたことで，SSSの干渉からの問題を考えることなく，他の問題点へのアプローチができることになります。

　問題なのは，子どもが視知覚のひずみを抱えている場合には，読みの指導法を用いても進歩がかぎられてしまうということです。現時点で子どもが進歩し

ているように見えても，それ以上の改善の見込みはないでしょう。とはいえ，SSSの問題点が取り除かれれば，利用可能な教育的介入によって子どもの読みの達成度をさらに進歩させることができるのです。

　現在，学校のなかで用いられている読みの指導法により，多くの子どもの読みの困難さを効果的に改善することができます。そうした取り組みがうまくいくかどうかは，子どもの学習スタイルや支援ニーズに合っているかどうかによって決まります。すなわち，個々人で読みの困難の要因は異なるので，どの方法であってもすべての子どもに効果をもたらすわけではありません。例として，次のようなものがあります。

- 音声学：独立した文字や複数の文字を単語音を形成するために連続した音として混合させる。
- 言語学的方法：単語や文章を形成するために，文字や単語の出現パターとそれらを組み合わせる。
- オートン・ギリングハム法：文字を指でなぞったり書いたりすることによって行う，音声学と触覚刺激を組み合わせた方法。視覚や聴覚の弱さを抱えた子どもの場合には効果的である。
- 単語全体アプローチ：物語を読む前に，フラッシュカードによって新しく学習する単語が提示され，絵を使って文章を読解する。この方法では文脈的および概念的なアプローチに重きを置く。子どもが読み間違えても，それを正すために読むのをやめさせることはしないが，その代わり，全体的な意味に集中させるためにいくつかの単文で流れを完成させる。
- 言語経験アプローチ：生徒が自分で書いた日記などを読む。
- ファーナルド法：書字をするほうの手の人差し指で新しい単語を1つひとつなぞりながら発音する。
- 斉読法：生徒がグループで音読する。
- 録音本：生徒は2～3回，短い文章の録音を聴く。視覚的に単語を追ってから，その箇所を音読する。
- ペア・リーディング法：親と子どもが一緒になって交互に音読をする。通常，子どもが言葉を指さして，ページをめくる役割を果たす。

15. 読みのテストで改善を測れるか

　もし読みのスキルの進歩が，読みにおける特定の要素しか測定しないテストによって測られるのならば，SSSへの支援の効果はどのようにして証明されるのでしょうか。

　SSSのある人は，よく単語を飛ばしたり，間違った行を読んでしまうこともありますし，単語を読んだり，初めて見た単語を発音することに難しさを感じます。SSSの診断と有色フィルターの使用は，そうした読みに関連した問題点の改善に間接的に寄与することでしょう。彼らは十分な読みのスキルをもってはいても，読むときに感じる視知覚のひずみや背景としての紙面が光ってしまうために，読みのスキルを活用することができないのです。段落の中にある単語の多くを読み間違えるか，読むのを躊躇したりすることも考えられますが，現実，単語を認知して読むことに影響を及ぼしていたのは，紙面上の文字を一貫して認知することのできなさだったのです。このような場合には，SSSへの対処法を実施したあとに受ける読みのテストが，明らかな改善度を示してくれることでしょう。

　一方で，音声学を習得する困難や視覚語彙を記憶することに困難があるSSSのある人についてはどうでしょうか。このような例においては，SSSの対処法を行っても，読みの問題点はそのままであり，読みのテストの点数もすぐには改善しないものです。とはいえ，もし有色フィルターによって読むことによい影響があれば，明らかによりよいテスト結果を得られることでしょう。たとえ音読スキルの弱点が残っていたとしても，読むこと自体が骨の折れる作業となることはなく，長い時間続けることもできることになります。また，読むのに痛みを伴うこともなくなれば，集中力も持続します。これにより，音読スキルを磨くことに集中して取り組む機会がもたらされることになるでしょう。

　最後に，とくに目立った読みの問題が明らかに示されないものの，SSSのある上手な読み手についてはどうでしょうか。読むことがもとからうまいのであれば，テストの点数は変わりませんが，SSSへ対処したことによって，新たな選択肢が生まれることになります。いったい彼らはどのようにして読むのが上

手になるのでしょうか。自分なりの戦略を工夫することで，彼らは必ずしも読む必要のない情報は得られるようになりましたが，他に選択肢は残されていませんでした。なぜなら，それが彼らの知っている唯一の読み方だったからです。SSS の支援を受けたあとでは，SSS のある人は，単語を「正常に」読むことができるようになります。さらに，段落のみならず，本全体までも読み通すことができます。真の読み能力を手に入れて，趣味としての読書で，「読みたいだけ本を読む」こともできるようになるのです。必要な情報のうちの最低限のものだけを得るようなこともなくなります。

1 人の教師はこのように述べています。

　私はいつも本を買い込んでいました。でも，1 章か 2 章を読み終えると読むのをやめてしまいました。読むことが痛みを引き起こして不快でしたし，読むことが本当に消耗する作業だったのです。こうして有色フィルターがゆがみを止めてくれた今では，私は何年もの間買い集めてきたすべての本を読むことができています。

第5章 学習障害に見られる SSS

多くの子どもたちは，標準あるいは標準以上の知能をもっていたとしても，学校という環境で学ぶなかで困難を経験するものです。学ぶ力を発揮しても，知的能力に到達できないように見えてしまいます。学習障害の問題はしばしば，「目に見えないハンディキャップ」と表現されます。学習障害とは，世界の何百万という人々を日々困惑させ，失望させてしまういくつもの要因からなる集合体とも呼べるのです。

1. 学習障害とは何か

学習障害は，学習面すべてにおける困難と簡潔に定義できます。これには学習障害のある人個人の情報を処理・記憶・想起する能力の問題が含まれるため，結果として，本人の真の知的能力と日々の活動のなかでの学業成績との間には矛盾が生じることになります。

米国公法（Public Law）第94-142号，1975年 全障害児教育法は次のように定義しています。「特異的学習障害という用語は，話し言葉や書き言葉を理解したり，使用したりする際の基本的な心理過程の1つないし複数の障害をもつ子どもを意味する。それらは，聞く，考える，話す，読む，つづる，計算

するといった面での障害となって現れる。それらは，知覚障害，脳障害，微細脳機能不全，読字困難，発達性失語症などといわれてきたものが含まれる。しかし，学習障害には，視覚障害，聴覚障害，運動障害，精神遅滞，情緒障害，または環境的文化的もしくは経済的不利益に一次的に起因する学習上の問題は含まれない」。

　学習障害が多岐にわたる要因からなるものであるにもかかわらず，多くの親たちは全学業上の困難が1つの要因に関係していると信じている人もいます。実際には「1つかそれ以上」の要因があるのに，人は何か1つの要因に対する解決策を探し求めているのはこのためでしょう。しかし，学習上の問題とは複合的なものであり，多種多様な要因がこれに含まれています。

　ここで，11歳の少年L. S.の例をみてみましょう。彼は不注意で，ボーッとしていて，教室ではけっしてよい成績は上げていません。そして，彼は読み書きを避けているようにも受け取れました。L. S.の学校の成績に関する詳しい情報によれば，彼は単語のつづりを記憶し思いだすことを学習することに困難があると指摘しています。さらに数的事実を覚えることはもはや達成不可能な作業であるうえに，書くこと自体にも困難がありたいへんな作業となってしまいます。読み書きをする合間には頻繁に休憩を必要とします。彼が，読み・書き・つづり・算数で抱える問題を，何か1つの手段で救えるとは，誰も考えられません。

2. 学習障害を経験するのは誰か

　残念なことではありますが，学習障害はかなり一般的なものです。米国，英国，そして他の国々の各政府から発表された統計によれば，全人口のおよそ10％に相当する人々が何らかの形で学習障害をもっていると推定されています。そして，それらの障害は子どものころに，より顕著に見られるものです。なぜでしょうか。子どもが成長して成人になるころには，人は問題点を補完する対処法を自分なりに開発していることがよくあるからです。そして，学校にいた期間に比べれば，読むことや学問的な活動に継続して携わる必要がそれほど多くはなくなるということもあるからです。米国の教育省は，今日では学習障害

の子どもたちが少なくとも 200 万人いると推定しています。これは，公立学校で 7 人に 1 人あるいはそれ以上の生徒が特別な教育支援を必要としているのだとも言い換えられますが，そのうちの少なくとも半分の生徒には何らかの学習障害があると考えられています。また，学習障害があるとはみなされないものの困難がある多くの人々は，学校，仕事，あるいはそれ以外の環境のなかで将来的に活躍できないと評価されているのです。知的能力をうまく発揮できていない理由は，多くの場合理解されていません。

3. 問題点の例

　学習障害の子どもたちは以下に掲げる問題点のうちのいずれか，あるいはすべてを抱えている可能性があります。読みの困難，すなわち，文章の一部分しか読めない，単語に含まれる文字の順序を逆にするか変えてしまう，左右の識別ができない，紙面に書かれた言葉を認識できない，聴き取りが難しい，時計が読めない，そして集中力が持続しないというようなこともあげられます。集中力，知覚，聴覚および視覚情報の処理，知覚と運動の協応スキル，時間と空間の見当識，短期および長期記憶，言語スキル，また抽象的な推理での問題点を抱える可能性もあります。

　学習障害のある子どもたちは，日々の課題での成果や同じ課題をこなすなかでさまざまな症状を見せるでしょう。ある活動では抜きん出ているのに他の活動ではひどく失敗することもありますし，しっかり定着したように見えたスキルが次の日には消えているといったこともよく起こります。彼らの成果に現れる一貫性のなさ，でこぼこで高低差の激しい様子が教師や保護者たちを困惑させるものです。

　学習障害のある人はそれぞれに異なる影響を受けます。物事をまとめるのが苦手で，作業がゆっくりとしており，課題をなかなか終えることができず，終始混乱しているように見える子どもたちもいることでしょう。彼らは各スキルを理路整然とした，役に立つ総体へと体系づけるところで苦労しています。

　学習障害のために，学業にたやすく挫折して興味を失ってしまう子どもたちもいることでしょう。彼らは自尊感情が急激に低下してしまい，怒りっぽくな

ったり不満を抱えやすくなったりすることもありますし，行儀が悪くなる，攻撃的になるといったことも考えられます。学習障害のある子どもたちの多くは不注意，衝動性，また多動性の兆候を見せることもあります。

学習障害のある子どもたちは平均か平均以上の知能があったとしても日常の活動をこなすうえで問題を抱える可能性があるといえますが，実はこのなかには優れた才能をもった人々さえも含まれているのです。

学習障害の子どもたちの多くは学業上の困難をずっと抱えたまま大人になります。専門学校や大学に入ってからたまりかねて学習障害者用のプログラムに支援を求める当事者もたくさんいるくらいです。

4. 学習障害のある人の自己評価

学習障害のある人が，自分のことを表すときによく使う表現として，できが悪い，間抜け，怠け者，の３つがあります。彼らは長く教室のなかにいても，他の生徒たちが５ページ読む間に，１ページをどうにかこうにか読みこなそうと格闘しているというありさまとなります。わざわざ周囲の人に，できが悪いと指摘してもらう必要もありません。ただ周りを見回すだけで，いかに自分が「できが悪い」か自分で確認すればいいだけなのです。

5. 学習障害の原因は何か

学習障害の原因については未だに論争中です。学習障害は１つ以上の根本的な異常に端を発しているものと考えられます。

学習障害は，同じ家族の人にも同様に見られることもありますので，遺伝的要因も示唆されています。

学習障害はおそらくは出生前，出生時あるいは高熱や脳震盪，あるいは神経系の機能不全が引き金で起こるといいます。また，他に，発達の遅れや成熟の遅れがあると説明される場合もありますが，親たちは自分の子どもが成長することで問題がなくなると告げられることもあります。

一部の理論では，学習障害のある子どもたちは脳の中枢神経系の情報処理の

仕方に問題があるものと示唆されています。すなわち，脳内の中枢神経系の機能不全があるものと考えられていますが，その機能不全がなぜ起こるのかについてはまだ結論が出ているわけではありません。子どもたちが外界から情報を受容する部分の能力自体には何も問題がないとも考えられています。すなわち，彼らの5つの感覚が正常であっても，感覚器で情報を取り込んだあとの脳内で問題が発生していると言い換えることもできるでしょう。研究者たちはまた，脳と脳の成長過程での生化学的問題や栄養の不均衡さによる影響についても研究中です。

　学習障害は他の要因に基づく結果として起こる可能性もあります。たとえば，極度の低体重での出生，神経系への感染症，感染症による脳障害，胎児性アルコール症候群，また重度の頭部外傷がこれに含まれます。学習障害の原因については現在もなお論争中ですが，ここで1つだけいえるのは，学習障害が自然になくなることはないということです。

6. 学習障害のタイプ

　学習障害は，いくつかの要因による分類ができます：視知覚，聴知覚，記憶，運動障害，多動性／被転導性（注意力の散漫さ），およびディスレクシアです。

● 視知覚

　分類のなかで，視知覚の問題がある学習障害のある人は，当然，読み書きの作業での困難を抱えています。彼らは読むことにおいて注意散漫なことが多いでしょう。読む人は，文字が逆さになる，回転する，また反転する，あるいは他の文字や単語と重なりあい，ごちゃ混ぜになって見えるなどです。読んでいる最中に空想にふけることもあれば，課題を始めたり終えたりするのが困難な場合もあります。書く，板書する，単語をつづる，あるいは数字を一列に並べることなどに難しさを覚えることもあるでしょう。このグループは聴くこと，また記憶すること，会話することにより，日常生活の困難を乗り切りますが，彼らの問題の多くはSSSと関係するものと思われます。

● 聴知覚

　学習障害のある人のうち，あるタイプの人は，聴くこと，つまり聴覚情報の取得に問題があるために学習上の困難を抱えます。授業のなかで教師の言うことをノートにとることが難しくなるでしょうし，言語情報を誤解する可能性も出てくるでしょう。聴くことに普通以上のエネルギーや努力を注がなくてはなりません。彼らは，聴いたことよりも，文字など印刷されたものから情報を得たほうがうまく情報を処理できることでしょう。周囲からは，周りで起こっている出来事を無視するとか，空想にふけっているとか言われることも珍しくはありません。このタイプの人は，音韻の想起や識別に問題があるのです。

● 記　憶

　このタイプに含まれる学習障害のある人は，つづり，計算，読み，また十分な記憶力を必要とする学習活動において問題を抱えることでしょう。記憶力の問題は，求められる情報を用いてたくさんの訓練や繰り返しを行うと忘れにくい状態が継続するかもしれません。このタイプに含まれる子どもはアルファベット，視覚語彙，つづり，また数学的な事実を学ぶことに困難があります。

● 運動障害

　このタイプの人は，本を書き写す，板書する，ノートをとる，単語をつづる，あるいはテストを受けるときに「書く」ことに難しさを覚えます。彼らは「書く」という実際に手を動かす過程での問題を抱えており，資料の内容はわかっていても，実際に書くとなると他の形に置き換えてしまう，乱雑な文字でほとんど判読できない，無意識に単語を抜かして書いてしまうなどもあるでしょう。真剣に挑戦すれば，読める程度の文字にはなりますが，書いているうちにその質はしだいに低下してしまいます。彼らにとって「書く」ことは，消耗するし骨の折れる作業なのです。

● 多動性／被転導性（注意力の散漫さ）

　学習障害のある人のなかでこのタイプの人は，注意を払うこと，集中すること，耳を傾けること，また静かに座っていること，このようなことに問題を抱

えます。これは学校では多くの問題行動やトラブルの原因となりえます。このタイプに含まれる子どもたちは，衝動的で，気が散りやすく，空想にふける傾向があります。それと同時に，課題を終えることができないことがよくあります。環境的なアレルギー，食物アレルギー，ADD（注意欠如障害），さらに今回この本で述べているSSSは，子どもの注意力の散漫さや多動という要因のうちのほんの一部にすぎません。不注意に対して多くの因子が関係しているとなれば，症状を制御して改善するのに大きな困難があるといえます。

● ディスレクシア

　学習障害のある人のなかでこのタイプの人は，音と文字の情報を処理することに難しさをもっています。単語のつづりと読み書きが彼らにとっては大きな問題となります（ディスレクシアの詳細については次の章で取り上げます）。

7. 学習障害のアセスメント

　学習障害は検査によって特定できる問題です。それをもった子どもが検査されると，結果的に，彼らの知的能力と実際の学力との間に顕著な差異が生じていることが示されます。具体的なガイドラインはさまざまあり，一般的には，知的能力からすると学習達成度が少なくとも当該学年より2学年は下回るものであるとされています。しかし，それはあまりにも単純でしょう。知的能力と学力の差異が無視できないほど大きいものであれば，学校はその子どもに特定の学習障害があるものとして支援の手を差し伸べ，場合によっては一日数時間の特別支援プログラム，あるいは終日の特別支援学級を提供します。

　教育システムのなかで，できるだけ早い時期に学習障害を診断するのは重要なことです。子どもが6歳ないしは7歳になる以前に学習障害かどうかを決定するのはたいていの場合に困難なものですが，発見は早ければ早いほどより望ましいのです。そうすれば，その子どもは特別支援やいち早い対応を受けることができるのです。発達の後半になるまで診断されない学習障害は，学校の教科学習のカリキュラムが複雑になるにつれてより重度なものとなっていきます。それでは子どもの困難さが増してしまうだけになってしまいます。

米国連邦法では、学習障害があると疑われる、あるいは、学校で十分に力を発揮できないすべての子どもに関する評価を学校側に要求しています。その評価は保護者の費用負担なしに、通常は医師、心理士、および教育者によって行われるものですが、ここでは、どのような問題があるか、そして身体的要因が原因なのか、精神的な要因によるものなのかを判定します。

8. 親たちにできること

学習障害において、注目するべき症状には言語発達、会話の障害、協調運動の障害があります。それに加えて、飽きっぽさ（集中力の短さ）なども含まれます。学習障害のある子どもたちは、見たり聴いたりしたことを理解するのに困難を抱えている場合もあります。しかし、そうした兆候のいずれかがあったとしても、必ずしもその子どもに学習障害があるとはいえないことを覚えていてください。子どもの発達についての疑問や不安のある親は、かかりつけの医師かあるいは教育の専門家に相談するべきです。

では、親は何を気にしていたらよいのでしょうか。学習の過程で通常必要とされるよりも、多くのエネルギーを費やしていると思われる子どもは、注意して観察することが必要でしょう。親は、通常の学級のなかで生き残っていくために、どのような代替手段をどれくらいの頻度で使うことができるのかに気を配る必要があります。

親たちは次のように自問するかもしれません。私は子どもに宿題を読んであげているでしょうか？　子どもが自力で作った物を、提出する前に手伝って修正してあげているでしょうか？　子どもが簡単な宿題をこなすために、何時間も一緒に付き添わねばならない状況でしょうか？　子どもが文章を書くことに難しさを抱えている状況でしょうか？　作文を書く前に、一度子どもから聞き取りをして、それから私の書いたものを書き写させたりしてはいないでしょうか？

9. SSSはどのように関与するか

SSSは、それ自体が学習障害の要素ではありません。しかしながら、研究結

果によれば，学習障害があると診断された人の半数近くは学習の問題における要素の1つとして，SSS もあわせもっているという指摘もあります。

　もし，学習障害のある人に SSS もあるならば，それが，読み，つづり，計算，書くことに影響を及ぼすことがあり，また，注意力の散漫さ，多動性，あるいは他の事柄にも拍車をかけてしまう場合もあります。その人は板書するときや本の内容を書き写すときなどに書こうとする単語を見失ってしまうかもしれませんし，数字を一列に並べることができないために計算ミスをすることもあるでしょう。また，罫線に沿って文字を書くことや，同じ大きさの文字を書くことが難しくて，不注意な間違いをしてしまうことも考えられます。場合によっては，書いた文字がくっつきすぎていたり，大きすぎたり，あるいは空間が開きすぎたりと不均等に表現されていることもあるでしょう。静かにじっと座っていることや，課題の読み書きを終える，あるいは始めることさえも難しいといった子どもの問題の原因が SSS である可能性もあります。

　読み能力の低さ，読み間違いの多さ，そして読解力の乏しさが SSS によってもたらされることもあります。通常，SSS のみがある典型発達の子どもに比べて，SSS と学習障害の両方が併存している子どものほうが視知覚のひずみは重症になります。彼らの場合，文字が多少揺れ動いているどころではなく，著しく動いたり，紙面から文字が飛び出して見えたりしているのです。紙面上でやや不快だというのではなく，背景としての紙面の白が模様を描いたり，文字の一部や句読点，あるいは単語を白が覆い隠して消し去ったりもしてしまいます。

　空間的な位置関係，筆跡，読み，つづり，計算，多動性，注意，そして特定の微細・粗大運動スキル，これらの困難が，部分的に，あるいはすべてが SSS に起因することがあります。

10. アセスメントの難しさ

　学習障害かどうかを判断する際には認知面と学力面における標準化検査が用いられます。学力の標準化検査では，読み書き算数など学習上の特定の側面がアセスメントされます。それらは学習障害を構成する要素です。しかし，SSS

のある人は，これらの検査を受けても SSS という問題を抱えているとはまったく特定されない可能性があります。SSS という他の要因であるのに学習障害があると分類されることもあります。SSS のある人は，学習障害として見られている可能性があるとも考えられます。標準化検査では学習上の問題を特定できたとしても，SSS は特定できません。

11. 誤診という問題

　SSS と診断されない子どもたちが特別支援教育のシステムに何年もとどまり続けることがありますが，これはその地域にとって多額の出費となります。SSS による問題を抱えている人が学習障害と診断されることはけっして珍しいことではありません。彼らは読みの専門教師のいるリソースルームに通うか，あるいは，普通学校の特別支援学級で授業を受けることもあるでしょうし，まれですが，知的障害と診断されてしまうこともあります。そして，標準化検査の結果に基づいて問題点の改善を試みられることになります。そこで学習の改善がある場合もありますが，おそらく限定されたものとなることでしょう。通常，どんなにエネルギーや努力を注いでも，どれほどカリキュラムを変更して多種多様な教育方法を導入したとしても，子どもたちはなおも学習においてつまずきを見せることになります。彼らの学習の改善が不十分なこともあれば，まったく改善を見せない場合もあります。

　それはまるで，彼らが学ぶことを何かがさえぎってしまっているかのようです。誰もそのものの存在をわからずにいるのですが，新しい学習方法を取り入れるたびに，その未知の要因が行く手をふさいでしまっています。そんなわけで，学習の改善はまったく見られないか，改善したとしてもある程度までしか進みません。

　学習上の問題点の改善や修正がなされないということは，子どもたちを愚かで怠け者だと思わせ続けます。これはたとえるならば，ずっと長い間スキーをしているのにパラレルターンができず，その理由もわからないままボーゲンで滑り続けていることに似ています。あなたにとってはスキーをすること自体が難しくて楽しめなくなっていますが，それでもなお，がんばり続ける，という

ことです。そこで、あなたは周りで滑っている人を見回して、自分にできることは何かを考えるでしょう。ちょっとしたコツがあるはずなのに、それがわかりません。他の人々の滑る様子を見てコツをつかもうとしますが、結局何も役立たないのです。まったくうまくならないがゆえに、スキーが面倒になり、疲れて、いらいらして、消耗するだけのものになってしまうことでしょう。

　多くの子どもたちは文字を読むためにこれと同じような思いをしており、何が自分を正しく読むということから遠ざけているのかがわからないのです。いったい何が、すらすらと自由に読むことを阻んでいるのでしょうか。自分の周囲を見ながら、「この人は読むときに前かがみになっているから、僕もそうしてみよう」と思ったりします。また「黙読ではなく、音に出しながら読んでみよう」とか、「指でなぞりながら読んでみよう」とか思うかもしれません。「私もうまく読めるようなコツがあるはず。みんなできていて、私だけできないのだから」と思うこともあれば、「一生懸命挑戦すればもっと読めるようになるってみんな言うけれども、どうすればできるのかは教えてもらったことがないよ！」と言いだすこともあるでしょう。

　スキーであれば、ゲレンデを下りながら周囲で滑る人の姿を眺めつつ、「自分が何か大きな間違いをしているのではないのなら、どうして他の人たちはできて自分だけできないのだろう？」と自問するようなものです。

　教育現場では、そうした学習の過程を阻んでいる決定的要素に教師や専門家の側が気づくことがなければ、子どもたちはある地点に居続けることしかできず、それ以上は進めません。こうした事態は、SSSが学習の困難における決定的要素であると認知されることなしに学習障害と診断される子どもたちに起こってしまっているといえます。もちろん、SSSが学習を困難にしている唯一の要素であるといっているわけではなく、SSSのある人も学ぶうえで抱える困難にはそれ以外にもたくさんの理由も考えられます。

12. SSSがある学習障害の人

　こんなシナリオを想像してみてください。特別支援学級では子どもがみんな一生懸命に課題となる文章を読んでいます。そこで教師が読むのをやめさせて、

解答用紙に番号を振り，黒板に書かれた質問に答えるように指示を出したとしましょう。この要求は真っ当なものに思えますが，そのなかで1人の少女が静かに戦っているとします。彼女は，SSSがある学習障害の子どもです。問題文の文字が次から次へとその姿を変えるので，彼女はほんの少ししか文字を読むことができず，読み終えることなど到底できません。長い時間をかけて読もうとして挑戦すればするほど印刷された文字がゆがんでしまいます。読むべき一文を指でたどったり，目の前で渦を巻くさまざまな染みを見て，その意味を理解することなど到底できないのです。

　彼女はどんなに単語を知っていても，それが黒板の面の中に溶け込んでしまって姿を消してしまうので，黒板に書かれた質問も十分に読むことができません。また，毎回，黒板に書かれた文字をノートに書こうとしてノートの紙面に注目すればするほど，再度見上げたときに，今度は黒板のどこを見ればよいのかわからなくなってしまいます。がんばればがんばるほど，彼女は気分が悪くなっていきます。そうしてどんどん不安になってしまうと，間違いもさらに多くなってしまうのです。また，彼女はノートの紙面の上でチラチラ光って揺れている罫線の間に，苦労しながらどうにかこうにか数字を書き入れたりしますが，時どき，書いた数字が違う場所に飛んでいってしまったりもするので，たとえ正しい情報を知っていても正解を答えることができません。特別支援学級で，言い換えた教示は他の生徒たちにとっても学習の改善につながりやすいものとなりますが，彼女や，彼女と同じように，教室にいる他のSSSのある学習障害の子どもたちには，無力感を与えてしまいます。

　学校の一日が始まろうとすると，彼女はみぞおちのあたりにひどい不快感を感じてしまいます。そして，その後，何時間もの間，屈辱の連続を経験することにより，その日一日が終わるころには，彼女は鉄球のように重たい塊が心にあるような状態となってしまいます。周りのみんなと同じように，ゆがんでよく見えない課題を読まなければならないのですから。彼女が時どきは文字が読めるので，周囲は「やればできる」と，いつでもそれができるものと期待してしまいます。しかし，そのような期待や要求は非現実的なものといえます。彼女にとっての現実とは，いら立ち，不安，パニック，恐怖，そして混乱そのものなのです。これでは，彼女にとって教室での体験は，彼女自身の無力さを

延々と確認するだけのものになってしまうことになります。

　SSSがある学習障害の子どもは，1週間に5日間登校日があるうち，最低でも1日に5時間もの時間の間，ずっと不甲斐なさを感じながら過ごさなければなりません。彼らがふりしぼるように余計にエネルギーを使っていることには誰も気づいていません。疲れてぽーっとしてしまっているのに，他の人々の目には，空想にふけって十分にやる気がないだけのように映ってしまいます。彼らは，学級の友だちの前で屈辱を与えられることもあるので，学習の成果は散々なものとなってしまいます。何度も何度も繰り返し課題に取り組まなければならないのに，それでも十分に学習が改善するものではないのです。今日勉強したことを，明日に再現することなどとても望めません。そのようなことから，他の子どもたちが彼らのことをからかってばかにすることもあるのです。なかでも最悪なのは，友だちの前で音読をしなければならないときです。手の平に汗をかき，お腹も痛くなってしまいます。

　成績の低さに加えて，友だちからの嫌がらせや非難，ほめられる機会や支援の少なさ，正当に評価されることのなさにより，SSSがある学習障害の子どもたちは，やがて乱暴でとげとげしい態度をとるようにもなるかもしれません。

　　　誰も僕が正しくやったことをほめてはくれないのに，僕が間違ったことにだけ意見を言ってくるんです。

　彼らはその後の人生においても，怒りをいだき続けたまま過ごすこともあります。人間社会を信頼できず，誰かが自分を理解して支援してくれるとはとても考えられないのです。信頼できないということは，時として，無気力な行動や受動的な行動につながる可能性があります。やる気がなく，約束の時間に遅れたり，本当は知っていたのに「約束自体を忘れてしまった」と言って，まったく姿を現さなかったりします。また，権威のある人を故意に怒らせたりします。誰かが彼らに対して腹を立てると，自分は「いつも不当に悪く扱われる」と，彼らの疑念を助長させ，この社会に対する不信感をいだき続けるのを許容してしまうことにもなります。彼らがもつ組織や社会に対する怒りとはひどく現実的なものです。学習障害もあるが，とくにSSSが困難の一要因としてあ

るのに，それが未確認なままで改善のための手当てがなされないと，何をするにもたいへんな状況にあるために，怒りが彼らの生活を支配してしまいます。

　もしSSSがあっても気づかれないままでいるならば，勉強はものすごくたいへんで，本当の理由を誰も知らないし，当然，改善もなされないということになります。SSSがある学習障害の子どもは，自分の懸命な努力の末にできたものや成果をビリビリと引き裂いてゴミ同然に教師が扱うのをどうすることもできずに黙って見ているしかない状態なのです。他の子どもたちが校庭で遊んでいるのに，自分だけが課題を満足に終えるために悪戦苦闘することになります。毎日このパターンが繰り返されるのですが，いつも最低限の努力しかしていないと周囲には受け取られてしまい，これらの子どもたちはさらに失望することになるのです。

　親や教師たちは，子どもの何が学習を妨げているのか気づいてはいません。そして，彼ら自身も，どれほどの努力やエネルギーが自分の学業に注がれているのかに気づかずにいることでしょう。成績の低さ，他の子どもたちから絶え間なく聞かされる非情な言葉の数々，親からの支援やほめ言葉の少なさ，そして自分の努力に対する教師たちの厳しい評価により，失敗や失望感はさらに増強されてしまいます。学校での活動やその補習を家庭学習でやろうとしてくれるような共感的な心ある親たちでさえも，子どもの原因をわからないがゆえに，その失敗や挫折の感情を無意識のうちに長引かせてしまうでしょう。

13. 対処法

　たとえSSSが取り除かれたとしても，他の問題がまったくなくなるわけではないことを記憶にとどめておかなければなりません。とはいえ，主要因が消えてその邪魔がなくなった以上，教育的介入はこの時点でより効果的になりうるケースもあります。

　専門家たちは学習障害への最良の対応は感覚統合であると考えています。米国連邦法により，各学区は学習障害をはじめとするハンディキャップのある子どもたちに特別支援のプログラムを提供するよう義務化しています。しかし，学校区によっては，その追加費用，障害の複雑さ，そして何よりも教育者の無

関心により，学習障害の疑いのある子どもを検査することにさえも消極的なことがあるのです。

　学習障害への典型的な対応としては，その子どもが苦手とする領域に対するトレーニングを提供することです。それは担任教師からだけではなく，訓練を受けた教師，読みの専門教師，あるいは家庭教師からの支援も含みます。そのような子どもとの取り組みにおいて，その子の直面している困難を理解するとともに，学業面での支援と同じくらい心に対する支援も提供するべきでしょう。支援者は，その子どもが学業以外の活動での成功も経験できるような方法を提示する必要があります。

　親からの愛情と支援も，学習障害への対応においてとても重要な要素です。カウンセリングや行動療法から効果を得ることのできる子どもたちもいることでしょう。

　子どもの学習障害の要因が1つしかないと考えられている場合には，対応をしたうえでのその効果は，学業成績の全体的な変化によって評価されることになります。しかし，その結果が望ましいものではない場合には，正確なアセスメントがなされていないばかりか，適切な支援技術に結びつけることができなかった，または放棄したということも考えられます。学業成績が改善されず，ある支援によるよい成果も得られず，問題だけがずっと残ることになってしまうこともあります。

　この原因となっている要素はたくさんあるでしょう。専門家や親たちは，常に最も単純な解決方法を探し求めており，すべての問題を一度に解決してくれる答えをほしがっています。たしかに，1つの対応技術だけで能力的な弱点のすべてに対応でき，学業成績も改善できたらすばらしいのですが，そのような方法が実際に簡単にあるわけではけっしてないのです。

　学校生活のなかで慢性的に目標が達成できずにいる子どもの場合には，1つの弱点から適切な診断と対応を受けることになったとしても，必ずしもすぐに一貫性のある行動の改善を見せないかもしれないのです。多くの場合は，いくつかの他の要因と気持ちのうえでの自己評価の低さなどが，この弱点を改善することを阻んでしまうため，関係者たちが，即時のよい変化を目の当たりにすることは難しいでしょう。

そのような子どもの状況の改善は，1人ひとり異なった形で進みます。最終的な成功への途中段階では失敗もたびたび起こるものです。その子どもは物事の成功が実際に達成可能なものかどうかという確信すらないのかもしれません。しかし，失敗しても徐々にある程度の安心感を維持できて，それを予測可能で脅威の少ない物事としてとらえることができるようになるはずです。

14. ゆっくりとした変化

　たいていの場合，失敗から成功に至るまでの進歩はゆっくりしたものであり，通常は3年ほどの期間を要します。最初の年は新しいスキルを試すことで失敗の防止策に立ち戻ります。一段階ずつレベルが改善するごとに，一時的に後退して学業成績が下がるため，子どもが進歩しておらず，対処法がうまく機能していないかのように見えることもあります。

　しかし，2年目には通常，目標の達成の度合いが一貫したものとなり，レベルの後退はあまり見られなくなります。しかしながら，自分ができるという感覚が新たに生まれ，自尊感情が高くなり，それと相まって学業での成功が定着することになるのは3年目に入ってからになるでしょう。このように変化があまりに長くて緩やかなものであるため，特定の教育的介入の効果がよいものなのかを判断するのは難しいことなのです。

第6章 ディスレクシアと SSS

・・・

　「ヘミングウェイ家に育ちながら文字を読めないというのは，まったく悲惨なことです。ディスレクシアであるがゆえに，私は台本を読んだり覚えたりすることがうまくできず恐怖でした。有色フィルターを使えば，文字が紙面上を動き回ることがなくなるので，今は私も勢いよく読むことができます」
　　マーゴ・ヘミングウェイ，テレビ番組『サリー・ジェシー・ラファエル・ショー』でのインタビュー（1990年4月1日）から

　ディスレクシアとは，何百万人もの人々が，読み・書き・つづり，場合によっては話すことにさえも難しさを覚えている状態のことをいいます。ディスレクシアは一般的に，文字の位置が入れ替わって見えてしまうものだと考えられていますが，実際には他にもたくさんの問題があり，文字情報を受容し，記憶にとどめ，それにより対話することも難しくなってしまうということも含まれます。

　ディスレクシア（Dyslexia）という言葉は2つの部分から成り立っています。「ディス（Dys）」は何かが弱いことや不十分であることを意味し，「レクシア（Lexia）」は音声言語を示唆するものです。これらを合わせて，ディスレクシアは言語の困難について言及していることがわかります。

1. ディスレクシアとは何か

　ディスレクシアが実際に何なのかについてはたくさんの意見があります。一般の人にとって，ディスレクシアとは読むことをうまく進歩させることができないものと認知されてはいますが，それがなぜ起こるかについての説明はほとんどありません。ディスレクシアの原因を決定したり，この問題の出現の仕方のパターンを変えたり，その状態をより楽にする方法を考えつくことは誰にとっても不可能に思えるものです。

　多くの教育者は，ディスレクシアを学習障害という大分類のなかの下位分類の1つとみなしていますが，多くの人々は，常に正確な使い方ではなく，この用語をとくに区別もなく選んで使ってしまっています。この章で扱われているディスレクシアと前章で扱われているSSSの症状の類似点についても，お気づきであれば，これらの用語は同じ意味で使えるかのように思われるかもしれません。しかし，実際，これらには大きな違いがあるのです。

　ディスレクシアは，学習スキルにも，また社会的スキルにも影響を及ぼすため，ご存知のとおりディスレクシアのある人は，これによって困難や制限を恒常的に抱えることになるわけです。その他の学習障害の場合には，教育システムが的確に問題を識別して，ふさわしい形で対応することができれば，その子どもも特別支援教育から将来的には通常学級で行っている通常教育に戻ることができるでしょう。

　ディスレクシアというのは，純粋に単語を読むことの困難よりもずっと複雑なものであるといえます。しかしこれは，ディスレクシアが言語機能の全要素に影響を与えるという意味ではありません。ある箇所では正しく読めなかった同じ単語が，他の箇所では読める，といったことも起こりうるのです。

　国際神経学会連合はディスレクシアを次のように定義しています。

　「通常のレベルの内容を話すことができ，十分な知的能力もあり，さらに社会文化的な機会があるにもかかわらず，読みの習得に際して困難を呈する障害をさす。これは先天的な要因による基本的な認知能力の障害に由来するものである」。

おそらく，何がディスレクシアではないのかということを示すのも，ここでは同様に重要といえます。ディスレクシアは知的障害ではなく，病気でもありません。また，ディスレクシアのある人に，学習能力がないことを示すものでもありません。
　ディスレクシアは，SSS や学習障害と同様，軽症のものから重症なものまで連続線上にあるものです。あなたはそう思わないかもしれませんが，ディスレクシアの人の知的能力のレベルは普通の人々と何も変わりません。優秀な知的能力もあるはずなのに，教育的介入があっても成功しないのです。

2. ディスレクシアの及ぼす影響

　ディスレクシアは多岐にわたる症状や状態への扉を開いてくれます。それらは異なる組み合わせで起こり，その重さやたいへんさの度合いもさまざまです。
　ディスレクシアに起因する問題の一般的なものとしては，文字，記号，あるいは数字を扱ううえでの困難があります。視覚処理の問題，またそれと同じくして聴覚処理の問題もディスレクシアを示唆するものかもしれません。人の指示に従うこと，時計を読むこと，あるいは道に迷わずに目的地にたどり着くことにも困難さを覚えるかもしれません。ディスレクシアの人たちは記憶，協調運動，奥行き知覚，左右の判別に苦労することもあるでしょう。
　主要な視覚処理の障害は不正確な音読によって現れ，単語を読み忘れる，読み誤る，あるいは，新たに単語を付け加えるといったこととして現れます。これは，どこかSSSに似ているとは思いませんか。当然ながら，そのような状態では読んだ内容の理解にも影響が出てきます。そうです，うまく処理できない情報を理解できるわけがないのです！
　ディスレクシアの学習上の問題は，情緒的な問題に発展する可能性もあります。自分が普通ではないと感じるがために，自尊感情が下がってしまうことも考えられるからです。友人関係や社会的スキルに影響が及ぶこともあれば，学校で失敗が連続することにより将来を過剰に心配することも出てくるでしょう。

3. ディスレクシアの原因

　多くの研究がなされているにもかかわらず，まだ誰一人としてディスレクシアの原因を知るに至っていません。最近の研究では，その考えられる要因として遺伝学，生理学，生化学，そして脳の構造的変化に焦点が当てられており，脳機能の異常や特定の化学物質の不足が関与しているとする学説も出ています。また，よく知られている学説では，ディスレクシアは中枢神経系である脳の構造上の欠陥によるとの説明もなされています。ディスレクシアにはさまざまなタイプがありますが，今のところそれらに対する完全な解決策はありません。

　ディスレクシアのある人の脳はそれ以外の人々の脳とは異なるものだと多くの研究で示唆されています。十分な言語能力のある大半の人々の場合，左脳の言語野のほうが右脳に比べて発達していますが，ディスレクシアのある場合には左右両方が等しく発達しているのです。そして，これが言語機能に関与して，左脳と右脳間で軋轢をもたらすのだろうと専門家たちは考えています。ディスレクシアの人の右脳が発達していることは，彼らがしばしば独創的な芸術家であったり，優れたスポーツマンであったり，また空間をうまく使って活動できるという人たちであったりすることの理由の説明となります。

　ディスレクシアの特異的な症状の原因が何であるかに関係なく，その人にとって，読み，書き，会話での困難はたいへんなものであり，それへの対処は非常に難しいものとなりえます。

4. SSSがディスレクシアに及ぼす影響

　1925年に，神経学者のサミュエル・オートンは，ディスレクシアとは視知覚と視覚記憶における機能障害であり，文字や単語を逆さに知覚する傾向をその特徴とするものだと述べました。現在オートン・ディスレクシア協会によれば，これは他の形式の情報を符号化するために言語を使用することが制限されている結果だと言っています。

　一部の研究者たちは，ディスレクシアには3つの分類があると考えています。

視覚を基本とした障害，聴覚を基本とした障害，そして視覚・聴覚両方での原因の組み合わせに由来するものです。SSS は，このなかでも視知覚の困難をもつ人々に関連があります。

SSS があっても上手な読み手はいますが，その人たちは音読や読み速度に多少の困難さを抱えています。印刷された文字が，背景としての紙面から邪魔されて，文字，単語，文章，あるいは段落が識別できなくなったり，読むことができなかったりしたらどうなるでしょうか。そのような人々は，多くの場合，ディスレクシアと分類されてしまいます。

ドリスは幼稚園でアルファベットを覚えられず，学校に上がってからも読むことができませんでした。さらに，彼女は知的障害があるとみなされ，特別支援学級に通うことになりました。結局，高校のときにディスレクシアと診断されて通常学級に移って授業を受けましたが，よい成績を残すことはできませんでした。35 歳になっても読みが困難であるままでした。

文字が印刷された紙面がどのように見えているかと尋ねたところ，彼女は，「紙面上には文字など見えない」と言いました。ドリスには，小さな黒いアリが猛スピードで走り回っているように見えたのです。並々ならぬ努力をして，目を凝らせば，「その黒いアリの動きを止めることもでき，その数匹のアリが文字となって現れることになる」ともドリスは言いました。そんなことで，なんとかやっと 1 つ程度の単語が読めたりするというわけです。

ドリスは，読み能力の改善に限界があり，ディスレクシアの標準化検査での判定によりディスレクシアとみなされましたが，ここでの未解決の疑問は，果たして彼女はディスレクシア，SSS のいずれがあるのか，あるいはその両方があるのかということです。

ディスレクシアと診断されたドリスや他の多くの人たちの読み困難の本質が，実は SSS であることもあるのです。残念なことではありますが，一度ディスレクシアと分類されてしまうと，そうした人々は教育システムのなかで適切な支援がなされずに，SSS の検査を受けるまで，重度の読み困難をずっと抱え続けることになります。

5. SSSのあるディスレクシアの人が見る世界

　SSSの症状は多岐にわたり，単体の症状を経験することもあればさまざまな症状が組み合わさってしまうこともあります。ディスレクシアを疑う一連の症状というものはありませんが，見え方のゆがみは，紙面上の文字の大半が解読不能になるくらいで，度を超えるほど重度なものです。SSSのあるディスレクシアであると，そうした見え方のゆがみはかなり急激に現れるものであり，通常は5～10分以内，場合によっては初めの行を読みはじめた時点から起こります。

　いうまでもなく，読みに弱点のある人や読むことを楽しめない人は，情報を処理するのに十分なデータを紙面から受け取ってはいますが，SSSのあるディスレクシアの人は，文字や単語自体が読めないのです。読みの苦手な程度の人にとっては，背景である紙面の白い部分が黒い文字よりも誇張されて，より目立って感じられることもありますが，SSSのあるディスレクシアの人の場合には背景としての紙面の白地が，文字，単語，文章さえも飲み込んでしまっているかのようにも感じられるのです。これを洗浄現象といいたいと思いますが，これが一定の頻度で起こるために，読むことが不可能になってしまいます。SSSの人の見え方の例を1つお見せしましょう。

```
　　　　　が　　　　　だと　　説は著者には　　非　に理　　たく，
とても表現できないものです。　　む　とや　解す　こ　と　　大　　努　を
もの　　　　ます。読み　は文中　　白を　　埋める　めに　　立　まり，
手の　　　を推　して　　のです。結局　　　ころ，　　けるのは　　しすぎる
作　　　な　　て　　います。
```

　趣味としての読書が嫌いで，読むことを避けようとする人のなかには，認識できる単語はせいぜい3～4語程度であるために，自ずと読み速度も低下してたどたどしいものとなってしまう人もいることでしょう。しかし，意識して見える範囲が狭く，読み取れる範囲がたった1語から2語程度であったら，読書

そのものができなくなってしまいます。SSS のあるディスレクシアには次のように見えているかもしれません。

> あ　る　人　に　と　っ　て　読　む　の　が　ど　い　う　こ
> と　な　の　か　を　見　て　い　た　だ　き　た　い　　と　思　い　ま
> す　。

　視知覚のひずみはチラチラとするような単語の微細な動きも伴うため，何かを読むことはできても，いらいらして精神的に消耗する作業となってしまいます。そして，SSS のあるディスレクシアの人の場合には，そうした動きはより激しくなって見えるのです。単語が飛び跳ねたり，場所が入れ替わったり，回転したりして，しまいには文字が紙面からその外へ飛び出ていきそうになることもあります。読もうとする努力のすべてが知覚することそのものに向けられているようなものです。SSS のあるディスレクシアの人が文字や単語を読むときに見えているものについては，第 3 章に示してあるようないくつかの図とこの章の図 6-1 にも描かれています。

6. SSS の対処法がディスレクシアに及ぼす影響

　あちこち動き回るアリを読み取ろうとしていた 35 歳のドリスは有色フィルターを使うことで文字を読めるようになりました。視知覚のひずみによる困難を多く抱えていたにもかかわらず，彼女は読む能力を習得したのです。有色フィルターは，彼女の読みをすぐに改善し，小学校 3 年生レベル程度の読みを容易に実現することができました。どうにも乗り越えられなかった課題がこなせるようになり，彼女は基本的な読み能力を回復して，再び学ぶ意欲を見せるようになったのです。
　マーサは教科書の内容をすべてテープに録音している大学生でした。彼女は読めなかったのです。いつ読んでも，文字が三重から四重に重なって見えてしまい，時には五重に文字が重なり，またそれが飛び跳ねて見えていました。ひどいときには，紙面のある部分を左右別々の目で見ていたくらいです。片方の

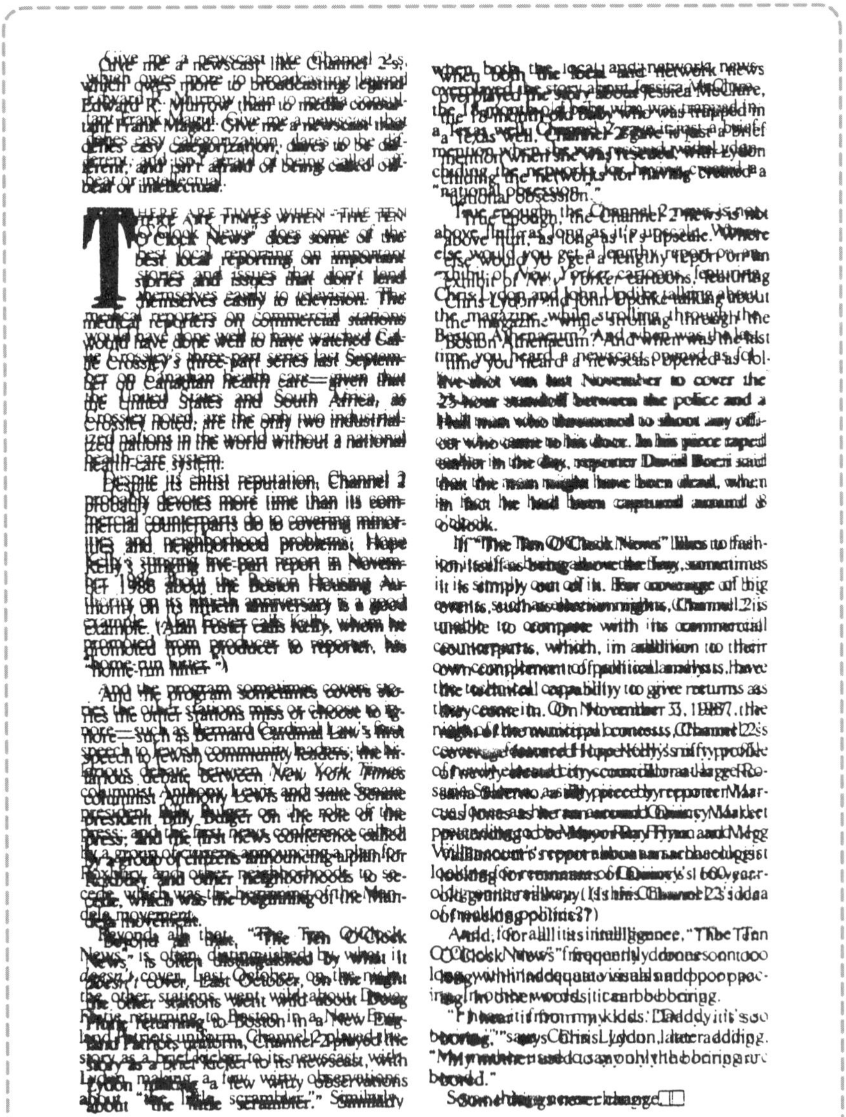

●図 6-1　SSS のあるディスレクシアの人の見え方
ディスレクシアだけでも十分につらいものだが，SSS も同様である．しかし，両者が組み合わさると，読み手はこのような光景に出くわすことになる．

目を手で覆うのですが，それでも単語が前後に揺れたり回転したりしていました。

　マーサはディスレクシアでした。彼女は視覚障害などの障害学生のための音声化サービスからの支援を受けるとともに，他人に読んでもらったり，ノートをとってもらったりする支援を受けていました。テストは口頭試問で受けていたほどです。マーサが小学校1年生のときに，母親は読み能力向上のために毎晩45分間一緒に読みを練習することにして，それを大学入学まで続けました。しかし，読みの改善は芳しいものではありませんでした。

　SSSの検査とその対処法を受けたあとでは，マーサは短期間に劇的に読みが改善する変化を遂げたのです。それまでは能力を発揮できなかったのですが，徹底的かつ長期間にわたる改善のための支援によって，たくさんの視覚語彙と十分な読み能力を獲得していたことが有色フィルターを使うことによって明らかになりました。視知覚のひずみを取り除くことで，その後マーサは大学生レベルの読書もできるようになりました。もう他人に読んでもらう必要もなくなり，すべて自分でこなせるようになったのです。

　SSSがディスレクシアに関係することがあるということの認識は，多くの支援者にとっても救いとなりました。もちろん，SSSの対処法は，ディスレクシアのための支援とは異なりますが，SSSの対処法は，同じ読むための情報処理経路内にある視知覚の問題を修正してくれます。ディスレクシアの人のなかにはそうした対処法によって問題が改善され，それ以降ディスレクシアと呼ばれる必要がなくなる人もいます。しかし，数多くの問題を抱えているディスレクシアのある人にとっては，SSSへの対応は，ディスレクシアの読み困難の要因の1つだけを取り除いたことにすぎません。

　ディスレクシアのある人の多くが抱える困難さには，この他にも注意力の散漫さ，多動性，方向感覚の乏しさ，整理する能力の弱さ，記憶力の弱さがあり，これらは持続する問題であるために継続的な配慮が必要となります。残念ながら，そうした困難さがあまりに重度であるために，どんな支援を受けても，社会的な困難さ，あるいは学業上の困難さが続くことがあります。

　マーサの読みは，劇的に改善しましたが，抽象的な推理，記憶，情報の保持については未だに困難さを抱えています。視知覚の状態を変えることが外国語

を覚えることを支援したり，代数や計算という数学的な能力を改善したことはありませんでした。

　ある場合には，SSSがあると診断され，さらに視知覚の障害が修正されても，言語や神経系に起因する要因ゆえに読みの困難さが残ることがあります。読みの改善には，この他にも主要な機能不全が影響することもあります。

　ディスレクシアの人にSSSがない場合には，印刷されている紙面にある文字情報を正しく知覚していてもなお，読みに困難さを抱えてしまうものです。文字情報をきれいに見ることができるのに，音声化ができなかったりするということがあるのです。逆に，SSSは音声への符号化や解読のスキルには直接影響しないものであり，有色フィルターはそうした音声学的な能力を改善したり，視覚語彙の不足を補ったりするものではないのです。

　カーラはSSSと同時に重度の言語の問題があるために読み能力に困難さがありました。読むためにはさらに相当な努力を必要とするにもかかわらず，有色フィルターをつけて読むのが好きです。読んだ視覚情報を口頭言語として音声化するために時間をとられるためいらいらしたりしますが，読むことで痛みを覚えることもないので長い時間読み続けられると彼女は言います。

7. ディスレクシアの改善

　SSSの発見と有色フィルターの使用により，ディスレクシアと診断される読みに困難のある人はやや減り，人によってはもうそれ以上ディスレクシアと呼ばれる必要もなくなりました。しかしながら，ディスレクシアと診断される人々の3分の1は，SSSについての支援からでは恩恵を受けられません。ディスレクシアである彼らには，未解明の他の要因があるためです。それは単純で明快な対処法がないとても複雑なものです。

　ディスレクシアはなくならず，変化せず，改善しないものだという社会通念があるゆえに，長期に及ぶ多感覚的な治療教育が必要とされるものの，改善度はかぎられています。ディスレクシアのある人は，それゆえ，改善困難という限界を受け入れて，現実的にはそれに対処するための代替手段を考えなければなりません。

8. 代替手段

　ディスレクシアのある人にとって，読みの治療教育や特別支援教育が学業や社会的スキルを適切なレベルに導くことはほとんどありませんでした。教師，親，社会によって突きつけられる達成不可能な要求を満たすため，ディスレクシアの子どもたちは教育システムに気持ちだけでも打ち勝って生き延びるということを目標にして，自分で独創的な手段をひねり出します。基本的な能力を欠いていても，代替手段によってうまくやりくりするなかで，比較的成功を収めることもできるのです。

　そうした手段は何もディスレクシアの専売特許ではありません。日常でも「自動車を運転できなければ自転車で行く」または「講義に出られなかったので友だちからノートを借りて勉強をする」「自分で暗算する代わりに電卓を使う」「辞書を引く代わりに電子辞書を使う」などのように誰もが代替手段をよく用いるものですが，ディスレクシアの場合には，日常的にそれを使う必要があるのです。普通の人であれば意識して代替手段を使うことはありませんが，学校環境や日常生活のなかで必要最低限度の手段としてそれを活用しなければならないのです。そのようなディスレクシアにとっては，たとえ学業や生活に成功できたり達成できたりしても，あたかも不正行為でそれができたとしか感じられないこともあります。

　学校でうまくやっていきたいディスレクシアの人についてはどうでしょうか。とくに教育システムの側から，彼らに対して，教科書を読んだり口頭試問を行ったりすることを拒まれた場合には，ディスレクシアの彼らはどのように学校でやっていくのでしょうか。

　そうしたなかには，本を読まずになんとか逃げきる子どももいます。耳で聞くことに努力を傾け授業に集中したり，学級での話し合いでも大まかに理解して，けっこう適切な受け答えをします。教師たちは，彼らが情報を十分に把握していると誤って感じることでしょう。ふだんから強い興味や関心をもって意欲的に授業や学校生活に挑戦するので，たとえ試験で赤点をとっても，単位の及第点をもらうこともできたりします。ある高校生はこのように述べています。

僕は，自分で何もかもできるふりをしているのです。自分は性格もよく，たくさん質問もしますが，試験にはほとんど合格できず，たいがいは落第してしまいます。そこで先生たちは，僕に対して申し訳ない気持ちになってくれて，次回に期待しながら，単位をくれるのです。

　この他にも，課題を読まずに単位を取得して，テストでもよい点をとるような子どもがいます。彼らは授業をまるごと暗記してしまい，授業も一度も欠席しません。また，選択授業では課題を読む必要が少ない単位ばかりを取っています。試験の問題文を数箇所だけ読んで試験に合格する子どももいます。彼らは段落の最初と各章の終わりにある要約部分だけを読んだりしています。
　グレッグは成績優秀な子どもで，代替手段を使うことにより，自分が読めないという事実を，親や教師たちからずっと隠していました。病気になって3週間学校を欠席するまではよい成績を上げていましたが，その後復帰してからは周囲に追いつくことができませんでした。事態は最悪なものとなり，結局，彼はうつ状態となり入院する羽目になりました。
　ある子どもたちは読みや学習を回避する行動に走るでしょう。彼らはたとえば，校外活動や身体を動かしトレーニングできるような課外活動に加わることで，学校の座学で行われるような教科学習の宿題や試験をいくらか免除されますので，そのようなことで回避したりします。それがうまくいかないときは仮病を使って試験を休んだりします。
　他には，家族など愛する者たちからの支援を受けます。母親，父親，姉妹，彼・彼女などは，課題を読むことからレポートを書くことに至るまで，支援を求めれば，ありとあらゆる面で協力してくれるでしょう。ある子どもは自分の親友と同じ科目を履修することで，その親友のノートを見せてもらえるような約束をしました。時どき勉強会を開いて教科書の内容を話し合いから学べるようにする子どももいます。また，事前に課題図書リストを入手して，それに備えた人もいました。ある子どもの場合には，課題図書リストをもとに本を購入し，それを母親に手渡し，先に資料を読んでもらったあとに，一緒に話し合う機会をつくってもらいました。もちろん本の内容は理解できましたが，なんだか彼は，自分ではなく母親が単位を取得したような気分がしてしかたがなかっ

たのです。

　ディスレクシアが抱える問題は広範に及ぶものであるゆえ，読まずに目標を達成するという戦略は学校環境以外でも効果的なものでしょう。時計でも文字盤ではなく，デジタル時計が時間を知らせてくれたり，文字での説明ではなく，口頭での指示であったり，絵や図表での説明を求めたり，指示や講義の内容を録音したり，または必要な情報を周囲の人々に書き留めてもらったりすることもあります。

　代替手段や戦略を使って，生活や学習で不安を感じることに対して一生懸命に取りかかることにより，ディスレクシアの人は，満足のいく生産性の高い生活を送ることができるといえます。

9. ディスレクシアと診断されたら，それで終わりだろうか

　SSSの存在が発見されたことにより，専門家がディスレクシアと診断した人の困難さのなかに，SSSの可能性も部分的にあるのではないか，あるいは全面的にSSSかもしれないということを考えるべきです。これまでの伝統的なディスレクシアの困難に対する解決法のみを使って，新しいSSSの対処法をとることを阻止しないように，さらに敏感になる必要があります。もしSSSがディスレクシアと診断された人の問題点の1つの要因となっている場合には，SSSに関する部分的な解決は可能なのです。もしくは，もしそのディスレクシアという診断が，本来はSSSと診断されなければならなかったという不適切な診断によるものと判明した場合には，SSSの対処法によって全面的に解決の手立てが施されることでしょう。

　ディスレクシアの特異的な学習困難の性質を理解するために，その要因が多様であるということを理解することは重要であるといえます。さまざまな要因との因果関係のある読みの困難を抱えた人々は，ディスレクシアとよく診断されます。ディスレクシアのある人が，SSS，ADD（注意欠如障害），あるいは他の神経系の障害のどれか1つだけをもつと考えるのはあまりにも単純すぎる話でしょうし，そのように考えることは他に解決手段を探す機会を損なってしまうかもしれないのです。そして，もしSSSの対処法が，ディスレクシアの

人に効果がなかったとしても，それは学習障害の場合と同様に，問題解決のための重要な一要素にはなりうるのです。

ケビンというカリフォルニアに住むビジネスマンは，生まれてこの方ずっと，文字を読みだすと，読もうとする単語が，黄色や緑色に変色することもあれば消えることもあり，さらに，単語や文章の句・節が逆転して見えてきました。彼にとって，文章は長く読めば読むほど，ひどく見えてきて，やがて読めなくなってしまっていたようです。

> こと 読む は が彼 文 まるで うまして見 でこと く長 とうも
> 読どはすなれず 方え見が ひどくなって くる

　僕は読書用の眼鏡を処方されましたが，それは文字を大きくして，視界を暗くするだけのものでした。さらに視機能訓練も受けました。読みの専門教師の資格をもつ家庭教師も雇いました。僕の家庭教師は有能な人だったと思います。彼女は僕に学習スキルと物事を整理するスキルを教えてくれたのです。しかしそれでもやはり，僕の読みの困難を改善するものとはなりませんでした。僕はディスレクシアと診断されて，ただ一生懸命努力するように言われました。

　どんな教科書や本であっても，1章より多くの文章は読みこなせず，学校でテストを受けているときには文字がチラチラ動くので，気分が悪くなり体の調子がおかしくなったほどです。僕にとって，読書は屈辱的で消耗する以外の何物でもありませんでした。

　あるとき，ニュースショーの『シックスティ・ミニッツ (60 Minutes)』という番組で『色を通して読む』というタイトルの放送がありました。僕は，驚いて開いた口がふさがらないままテレビの画面を眺めていました。それについての説明と話の内容の展開が僕に強い衝撃を与えたのはいうまでもなく，それはまさしく僕や僕が育ったなかで経験したことをありのままに説明していました。それよりも何よりも，僕の抱える問題をそこで初めて的確に説明してくれたのです。

『シックスティ・ミニッツ（60 Minutes）』の番組を見終わったあと，僕は有色レンズによる支援を受ける方法を探すために，米国ディスレクシア協会に電話してみました。彼らは，『シックスティ・ミニッツ（60 Minutes）』の番組で紹介されていた方法は僕の助けとはならず，その眼鏡によって文字の動きが止まることはあっても，勉強する助けとはならないと言ってきたのです。文字が印刷されている紙面にある情報を正確に知覚できなければ，学びの過程が妨げられるのは当然です。それすらわからないその専門家たちに僕は怒りを感じました。彼らは，文字が印刷された紙面が見えないことは，ディスレクシアには何の影響も与えないと言ってきたのです！

今では，アーレンの有色レンズをかけはじめて1年半になります。僕の読み速度は3倍に跳ね上がりました。文字を追っていて気分が悪くなることもなく，読みたいだけずっと読み続けることができます。読み速度が著しく上がったために，その後の情報処理をもっとすばやくこなす必要が出てきました。

1990年の『シックスティ・ミニッツ（60 Minutes）』での放送に対して，私に寄せられた感想のなかには，次のようなエリカからの報告もありました。

私は，子どものころから腕時計をはめていても時間がわかりませんでした。左右の区別もつかなかったので，しょっちゅう指差しをして方向を確認しながら生活をしていました。家族で車に乗って出かけたときにはよく笑われたものです。私は両親に「右に行って，左に行って」ではなく「あっちに行ってよ」とばかり言うのです。私にはできないことがたくさんありましたが，その理由はわかりませんでしたので，ずっと傷ついていました。

1979年6月に，私はやっとオートン・ディスレクシア協会で標準化検査を受けることになりました。父母は人なみはずれて頭がよいのに，その子どもが学校でよく失敗をするのはディスレクシアと診断されることがよくあると聞いていましたので，そうするのは当然のことだったのです。

14時間にも及ぶさまざまな検査の結果，私は発達性ディスレクシアであることが確認されました。どうしてそうだったのかというその意味はともかく

として。そこの専門家には「自分自身にあまり期待しないように」と言われて，自分には「普通の知能」しかないため，よい学校に入るという見込みはないのだなと考えました。

　1988年に，私は自分でアーレンセンターのことを調べる機会がありました。そのタイトルは『色を通して読む』というものでした。聞くところによれば，その話は『シックスティ・ミニッツ（60 Minutes）』という番組で放送されたとのこと，これまで放送した番組のなかで，一番反響があり，電話での問い合わせも一番多かったこと，番組への感想の手紙も洪水のごとく寄せられたとのことでした。そこにはきっと，私たちが語った症状に関する報告をでたらめなものだと言ったオートン・ディスレクシア協会からの手紙も含まれていたことでしょう。オートン・ディスレクシア協会は，ディスレクシアはどうしようもないものなのだから，ヘレン・アーレンがディスレクシアに提供している支援は，見当はずれなものだと言うのです。私は憤慨してしまいました。しかし，ディスレクシアと診断された学習障害の子どもたち全員が，どうしようもないのだと主張することこそ見当はずれではないでしょうか。ディスレクシアとはいったい何なのでしょう。どうしてディスレクシアだと手の施しようがないといえるのでしょうか。

　11年前に，私はディスレクシアの診断のために標準化検査を受けましたが，救済策はないと告げられました。「そうか，解決策はないのか」と，ただ，自分が読みに失敗する理由だけが説明されたのです。

　1990年の3月に，今度は，アーレンセンターで私は検査を受けました。そのときは弁解や説明，むだな言葉は一切ありませんでした。その代わり，私がもはや失敗する必要などないことを証明してくれる2色の混合色である有色レンズだけが手渡されました。

　今でも私にはディスレクシアはありますが，どんな本を読むときでも，最初と真ん中と最後の章だけを読んで生き延びる必要などなくなりました。なぜって，有色レンズをかけることで，もう全部読めるのですから！

第7章

SSS とその他の問題

　SSS は，読みや学習の困難の他にも，さまざまな形で SSS のある人の生活に影響を及ぼします。まだ，その人に SSS があることがわからずに，SSS に起因するさまざまな問題への取り組みが適切になされていないということも原因としてあるからです。SSS があるかどうかを専門家自身が理解していないがために，子どもを誤診するといった例が顕著です。

1. 行　動

　読みや学習の困難がある子どもの多くは，それを隠そうとします。彼らは学校環境のなかで周りからは不適切とも思えるような行動をとることによって自分の能力不足を隠そうとしたりします。すなわち，「僕は愚か者であるよりも不良になったほうがマシだ！」といった彼らの訴えでもあるのです。

　具体的にはいったいどのような行動となるのでしょうか。そのような子どもたちは，反抗的だったり，ルールを無視して行動したり，場合によってはかんしゃくを起こしたりすることもあります。彼らは破壊的で口が悪い，あるいは暴力的なこともあるでしょう。また，時としてうそをついたり，盗みをはたらいたりというような反社会的行動や非行が露呈してくることさえあります。

このような行動の問題が現れている子どもたちのなかに，読みや学習の困難を抱えている者がいるとはおそらく認識されず，反社会的でかつ動機づけが低いために行動や精神面において問題を抱える子どもたちなのだというレッテルを貼られてしまうことがあるのは，想像に難くないことでしょう。

　男の子であれば，暴れたりいたずらをしたりと行動化しやすい傾向がより強いでしょう。教室のなかで「僕はできないから助けてください！」と訴えるのではなくても，課題への取り組みを拒むようなやり方をして，自分たちに注目を集めるのです。教科書を閉じてしまい，他に騒ぎを起こすというふうになってしまいます。また，このような子どもたちは努力していないかのように見えるがために，学校から，親に対して子どもの不適切行動を知らせる手紙が届くことも多いでしょう。

　彼らは，本を読むように指示されるようなことがあるときに，教室からいち早く抜け出す方法を身につけてしまいます。読めないことで友だちの前に立たされて愚か者扱いされるよりも，抜け出したり悪いことをしたりして，校長室に連れていかれるほうがよほどましだと感じるのです。読むことから逃げられるのであれば，本人たちは，それがたとえ問題行動であってもかまわないと思うのです。

　　　僕は冗談を言ったり，先生によく口答えをしたりすることで授業を邪魔するようになりました。先生をちゃかしたり失礼なことを言ったりすると，みんなが笑いだして，勉強を中断させるよいチャンスとなります。僕は，反社会的行動をとっていると先生に言われ，「不良」の烙印を押されました。

　はたして，本当に勉強がしたくないと思っている子どもはいるのでしょうか。週に5日間，教室のなかでずっと座り続けてはいるものの，あえてふさわしくない行動をとることを選ぶ子どもなどいるのでしょうか。そのようなことはめったにありません。実際には，そこに他の理由が隠されているのです。

2. 態度

　教師や親の期待する学力に常に達することができないのは，子どもにとってつらいことなのです。そうした場合に，自分に対して，また学校に対して肯定的な考え方をするのは難しいことです。

　SSS であるのにそうと診断されず，周囲の期待にも応えられない子どもが，態度や姿勢の面で問題を見せたり，自分を嫌いになりはじめたりすることは，往々にして起こりうることです。多くの場合に，教師の期待は SSS のある子どもにとって重荷になり，それが原因で授業をボイコットしたり，学校に登校しなかったりすることがあります。場合によっては，とても早い段階で学校や社会からドロップアウトしてしまうこともあるでしょう。彼らは，勉強する代わりに空想にふけったり，学級のなかで人をちゃかしたり，愚か者を装ったりすることがあります。彼らは人から指示されたことができないときに，「それはできません」とさえ言えばいいところをそうは言わないのです。そのような子どもたちは，自分の周りの子どもたちはみんなそれができるのに，自分にはできないということを自覚しています。他のみんなはできがよいのに，自分だけが「間抜けで，のろまで，できが悪い」と感じるわけです。

3. モチベーション

　子どもたちが，態度や行動の問題があるように見せることが，実際にはそれらの子どもたちの防衛手段の１つとなっているのです。男の子と女の子とではその見え方には大きな違いがあります。女の子の多くは適応的な行動をとろうとするのに対して，男の子の多くは不適応な行動を起こそうとするのです。

　たとえば，女の子が学校で読むことや宿題をすることに困難を抱えているが，それを他の誰にも知られたくないと思っていた場合，おそらく，社会的，言語的なスキルによって，学校のなかでなんとか切り抜けていくことができる場合が多いでしょう。女の子は，教師に対して親切であったり，またさらに追加の課題や宿題をこなそうとする態度をとったりすることさえあるでしょうし，自

分ができるかぎり一生懸命やっているということを，教師にわかってもらおうともします。しかし，それでも，教師のほうが，彼女のことを「宿題をやる意欲がなく，テストのできも悪い生徒だ」とみなしてしまうこともあるのです。

　私は4年生になるまで，自分は学級のなかでも頭がよいほうだと思っていました。でも文字が読めないということに気づいてしまったんです。私はよく他の子たちが宿題のことについて何を言っているか，学級でどんなことが話題になっているかに聞き耳を立てていました。私はそうやって聞いたことの詳細から，課題を思い出したり，その後のことを判断したりしていました。
　授業中，「○ページを読むように」と先生が指示すると，私は他のみんなと一緒に本を読みはじめるふりをして，みんながいつページをめくるかを注意深く観察するのです。途中は飛ばし，最後の数段落だけを読み，そしてさらに他のみんながページをめくるとき，自分もめくるようにするんです。そうするだけで，課題の最初と最後の問題には積極的に手を上げて答えることができたのです。
　夜宿題をするときには，実際には教科書を読まずに，頻繁に友だちに電話をかけて，できるかぎり多くの宿題の情報を聞き出しました。
　怠け者で無責任だったわけではありませんでしたが，両親も先生も，もし私自身が一生懸命やろうと思えばきっとできるはずだと，常に私に言い聞かせていました。私がすでにどれだけ一生懸命やってきたかなど知る由もなく。夜遅く，私は，ベッドの中でまぶしい光を覆って，翌日までの音読の宿題をよくやっていました。紙面に目をやると，文字がちかちか光ったり動いたりするのが見えたものでした。
　私が今思い出せることといえば，当時，自分がいかにできが悪く，学校でうまくやっていく見込みがなかったかということです。私は何かをしても成功した試しがありませんでした。失敗することやそれによって周りに冷ややかにされることは日常茶飯事で，「あの子は何もしようとしていないからできないのよ」という周囲の思い込みにも慣れっこでした。

　子どもたちは学習に対する意欲がない，ということではないのです。それど

ころか，子どもたちはやりたくてもそれを実際にやることができず，場合によってはどんな原因で自分が足止めをくっているのかさえわからずにいるのです。そして，子どもたちも，自分たちに何が起こっているかを大人や専門家に伝えることができません。なぜなら，読むということが本来どういうことなのかがわからないからなのです。そして，子どもたちは，なぜ他のみんなはできるのに自分だけができないのかもわからないのです。

4. 自尊感情

　子どもたちはごく早い段階で，それもだいたいは小学校1年生の時点で，自分に何ができて何ができないかということをわりとはっきり意識するものです。そのため，教師が「声に出して読んでみましょう」と言ったときに，他の子どもたちは読めているのに自分だけ読めていないということも明確に自覚しています。
　彼らは他の子どもたちが授業中の課題をすでに終えているのに，極端な場合には，「自分はまだ半分も終えていない」ということに気づいています。このような経験から，自分自身に対する悪感情や悪い評価を心に抱えはじめてしまいます。まずは，世間に自分が愚か者だと知られないように，自分が抱える問題とそれに対する感情を隠してしまうのです。

　　私は，確固たる自尊感情などほとんどもったことがありませんでした。自分が詐欺師であるような感覚さえしました。私は自分を賢く見せるために多くの人たちを欺いていました。愚かにも，私は大学にあえて戻るようなことさえもしたのです。振り返ってみると，私は，教師たちが日々目にする，のろまでぼうっとしている学生ではなく，本当の自分を見てもらいたいと必死な学生だったのです。自分は，読みがうまくいかないのは，自分の練習不足や努力不足のせいだと思っていました。

　SSSがあることで読みに問題のある子どもは，学校では容易に見つけられません。なぜなら，彼らは進級もするし，そして何より多くの子どもは一生懸命

にやるからです。そして，その人が問題を抱えている真の兆しは見えてこないので，課題などをやった結果が，彼らのベストな成果だとみなされてしまうのです。

　こうした子どもは進級こそしますが，自分はもっとよくできるのではないかということも自覚しています。彼らはA評価をもらっている友人たちと同じように，自分ももっと頭脳明晰で有能であると感じていますが，自分でその問題を感じていても，それは他の人には認知されないままなのです。本人たちもよく努力して，自分がもつ最大限の能力を活かそうとしていますので，親も学校もこういった子どもの能力が最大限発揮できると思っています。しかし，ここで問題とされなければならないのは，SSSが認知されて，その対処法が施行された場合に，彼らがどの程度さらに改善されるのかということです。

　SSSがあり，なおかつ才能児である場合はどうでしょう。読みに困難があると，そういった子どもは特別支援学級にはなじみません。彼らはSSSを補う力をもっているため，学習障害への特別支援の対象となるには聡明すぎるのです。なじまないとはまさしくこのことです。彼らは賢いので，自分の絶え間ない努力で読みの弱さをカバーすることができます。しかし，もし彼らがSSSの対処法を受けたとしたら，彼らの苦しみは随分と楽になるでしょう。

5. 距離感

　SSSのある人のなかには，距離感の認知に困難を抱える人がいます。SSSは視知覚の問題であるために，それがあると距離や空間的関係性の判断を困難にする場合があります。これは生活のなかで，ある特定の場面では大きく影響を及ぼすことがあります。たとえば，運転はその重大な問題の1つとなりえます。SSSのある人は，縁石と駐車してある車との距離を見て判断することが困難かもしれません。もし，じっとして動かない縁石との関係ならばまだしも，そうではなく，他の車との関係のように動くものと動くものとの関係の判断はさらに困難となるでしょう。SSSは車線変更をするといった単純な動作を行うことに対しても影響を及ぼします。なぜなら，彼らにとっては「右隣には1台車が通っているかしら？」「十分な車間距離はとれているかしら？」というように，

自分の車から他の車がどの位置にあるのかがあいまいなのです。また，対向車線を横切って方向転換するような場合にも影響を与えてしまうことが考えられます。彼らは，人を轢いてしまうより，人や他の車が周囲からいなくなるまで待ったほうがいいと判断するでしょう。

　SSSのある人はまた，すべての物体が実際の距離よりも少しだけ遠くにあると認知しています。そのため，スペースが余分にあると思ってしまい，物にはぶつからないで歩けると思っていても，テーブル，ドア，壁等によくぶつかってしまいます。

　SSSのある人のなかには，3次元を知覚することに困難がある人もいます。彼らの世界はいわば，すべては2次元により成り立つ「絵本現象」というような状態ですらあるのです。たとえば，彼らは，「木が丸い」とは実際にどういうことかを説明できません。経験に従えば，「木が丸い」ことは理解しており，触れればそれが丸いと認識することができますが，見ただけではそれが丸いとは感じられないのです。彼らにとって，木が3本近くから遠くまである場合に，実際にはそうではないのですが，他の木のてっぺんにもう1本の木が重なっているような状態で3本の木が見えてしまっているのかもしれません。それぞれの木々を結んだ1本の道がそこにはあるかのように映るかもしれません。彼らにとって，見える世界は遠近法で描かれていない絵のように平坦なものなのです。

　SSSのある人のなかには，物を取ったり置いたりすることが難しい人もいます。彼らは，テーブルなどに物を置くときに，いつ手を離したらよいかよくわかっていないかもしれません。コップを取ろうとしても，コップに手をぶつけてしまったりもします。彼らは育ってきた過程のなかで，ミルクをこぼしたり，コップやバケツをひっくり返したりと，その不器用さのためにどんなにか怒鳴られたことでしょう。不器用という言葉はこのような人たちにも使われているのです。実際，彼らは本当に不器用に見えます。

　また，このような人たちには，ちょっとした大工仕事が大仕事となることがあります。のこぎりでまっすぐに切ったり，自分の指を打たないで釘を打つためのハンマーを使ったりすることは，彼らにとっては不可能に近い作業となります。

事故というものは，いつも起こるべくして起こっていたのです。私は，鋭いナイフを使って安全に切り刻んだりはできないので，「料理はできない」と周りの人たちには伝えてあります。私の距離感覚はとてもひずんでいて，料理をするときは，常に指の先を切り落とす危険性があります。これまでは幸いなことに，自分の指を現実になくしたことはありませんが。

6. スポーツ

　SSSは運動能力にも影響することがあります。たとえば，ボールで遊ぶことが信じられないくらい困難な場合があります。野球でフライを取ることは，SSSのある人にとってほぼ不可能に近いことかもしれません。なぜなら，ボールをじっと見ること，ボールが飛んだ軌道を判断すること，実際に身体を動かしてボールを追うこと，そして完璧なタイミングと正確な動きでグローブを出すこと，それらが要求されるからです。テニス，卓球，ゴルフなど，他のスポーツでも同じような影響があると考えられます。

　SSSのある人は，1つのボールが近づいてくるのを見ていると2つや3つのボールに見えてしまい，どれが本当のボールか見当をつけないといけなくなります。もし，複数に見えていただけの間違ったボールに手を伸ばしてしまうと，本物のボールが顔にぶつかってしまうこともあるのです。一流アスリートであれば，練習することですべてはよい方向に進むものと考えますが，SSSのある人は，顔にボールが当たることを防ぐ技術を知らないため，やがて恐怖心をいだくようになります。へたにそんな恐れをいだきながら運動するよりは，球技やそれに類するスポーツをやらないほうが彼らにとっては安全なのです。

7. 動きを見極める

　車以外でも，一定の速度で動いているものを追うことは困難です。たとえば，エスカレーターの乗り降りが問題となることもあります。エスカレーターは常に動いていて，SSSのある人はどのタイミングでエスカレーターに乗り，そして次にどのタイミングで降りればいいのかを判断することに困難を抱えてしま

うのです。これは深刻なトラウマにさえなることもあります。彼らは，自分に合った手段を見つけ，エレベーターに乗るか，そうではなくエスカレーターを使うことを避けるようになってしまうかもしれません。

　階段を使うとなると，今度は階段の高低差を把握するのが難しいことに気づくでしょう。彼らはどこに足を着けばいいのかよくわかっていないのかもしれません。足を下すときに階段の段に足が着くのではなく，空中にあるときに足が着いていると誤解して，へんなふうに足が下ろされてしまうこともあります。また，階段の終わりがどこなのかを正確に判断することも難しいのです。

8. 環　境

　誰もが印刷物を同じ方法で読まないのと同様に，他のさまざまな環境においても，まったく同じ感覚をもっている人はいないのです。一部の人は，自分の周りにある世界がちぎった断片のように見てしまい，自分がいる実際の環境をスムーズに形づくることに困難を覚えます。それは，大きな象，家，人間，あるいは空など，何であっても，完璧な画像が心に描けるわけではなく，一度にそれらの画像の一部分しか見られないのです。したがって，SSSのある人は，物，人，空間などで構成される位置関係のイメージを具体的にはもてないのです。まとまりをもった構成物でないかぎり，それらの画像はパズルのようにばらばらで断片的なものになってしまうのです。

　　　私は，友だちがすぐそばに近づいてこないと，その友だちを識別することができませんでした。私が誰か人の顔を見ていると，その人の顔の中心が消えていくんです。また，鼻がいくつもあったり，顔のパーツが動いて見えたりもしました。

9. 協　調

　SSSは協調運動に影響することもあります。たとえば，公園で自由に遊んでいる子どもを想像してみてください。押したら回る小さなメリーゴーラウンド

を見たことはありますか。子どもはそれに飛び乗ったり，飛び降りたりできるまでは，そのメリーゴーラウンドが止まるのを待たなければなりません。もしも子どもが「うんてい」にぶら下がったら，自分の手を次にどこに置いたらいいのかを注意深く見て探さなければなりません。縄跳びもとても難しいでしょう。あなたは縄が地面のどこに着くのか子どもに伝えなければなりません。その後，あなたは，子どもが縄の中に入って，出てこられるように，正確に回してあげなければなりません。

10. 音 楽

　楽譜を読もうとすると，楽譜が印刷されている紙面にゆがみが現れ，そしてそのゆがみが増してしまいます。楽譜にはたくさんの音符があります。それらが，楽譜の五線譜の何本かの線の上やその間にあるように書かれています。SSSのある人は，その五線譜の中で音符を見つけられないだけでなく，強弱を表すような記号も見つけられないことでしょう。SSSのある人の多くは，どの線に音符が乗っているか自分が識別できないことをわかっています。ある人は，音楽に合わせて，それらの音符自体も踊っているように見えたりします。また，五線譜の線がうねったり，互いに交わって見えたり，音符も現れたり消えたりするので，楽譜を読むことはなおいっそう難しくなります。

　　　ピアノのレッスンをしている間，僕は一切楽譜を見ません。演奏する先生
　　の手をじっと見つめ，指が置かれるべき鍵盤の位置を正確に覚えるのです。
　　家に帰ってからも練習をしますが，けっして楽譜は見ません。自分の手だけ
　　を見て，先生がお手本を示したときの手の動きを思い出すのです。

　SSSのある他の子どもは，音楽に関して耳で覚えることがすばらしく得意だったと言います。曲を覚え，家に帰ってから演奏ができるようになるまでずっと指を動かして鍵盤をたたき，たくさん練習をしました。誰も，その人が楽譜を読めないとはわかりませんでした。SSSの人の多くは，自分の身体で覚えたり，耳で聴いて覚えたりして，自分たちの弱い能力部分を補っているのです。

11. 数　学

　SSSの問題は，数学のような特定の学習分野にも問題を生じさせることがあります。数学での問題は，多数桁の数字など，それぞれの数字をある場所に保って把握しておくこと，そこにある数字を正確に読むこと，筆算のときに正しい縦の列に答えを書き留められるようにすることにも関連してきます。数字の桁数が多く，紙面の中に多数桁の数が詰まって書かれているような場合には，ゆがみを生じ正確に見えなくなります。数字が反転したり，左右に動いたり，消えたりすることもあります。これらすべての現象が，正確な答えを導き出すことを困難にさせる要因となるのです。

　当然ながら，子どもたちに対して数字を見せずに課題を出し，そのまま頭で考えさせれば，それらの困難はなくなるのかもしれません。このように，彼らは数字を足したり引いたりする操作や数の概念は理解しており，きちんと覚えていることもできるのです。そのため，彼らは正しい答えを導き出すことができるのです。

　しかし，紙面の上に書かれた課題を出されると，SSSのある子どもはどこか間違えてしまったりするので，数概念や計算の仕方がわからないように見えてしまうことがあるのです。彼らは数字を入れ替えてしまうこともあります。隣の列にある数字が混ざって見えてしまうため，桁を正しく追うことが困難になることがあります。筆算を解こうとするときにも，常に正しい縦の列に数字を配置できないことがあります。こういった子どもの多くは，学習の速度を落として，絶えず見直しをすることで埋め合わせをしていかなくてはいけません。

12. 手書き

　文字を手書きすることについても，SSSがまた影響する活動の1つです。子どもたちは，ノートの紙面上にある線の上，あるいは線の間に文字を書かなければなりませんが，書くことに困難があると，線の上でも下でもかまわずあちこちに書いてしまうという問題を抱えたりします。ある子どもの場合には，文

字と文字との間がくっつきすぎたり，離れすぎたりしてしまうこともあります。文字の大きさが，1文字ごとに異なったりすることもあるのです（図7-1, 7-2, 7-3）。

13. 作 文

　手書きすることに関する困難に加えて，作文のように書く内容の表現にも苦しむことがあります。こういった子どもは，読むときに句読点を飛ばしてしまうことがあります。その結果，読むことによって句読点のルールが確認されることなく，独自のルールを身につけてしまうこともあります。したがって，そういった子どもは，句読点や文法のルールを正しく使いこなすことも困難だといえるでしょう。彼らが使う句読点は，あちらこちらにつけられ，場所がでたらめだったり，また逆に，句読点がまったくなかったり，といったような特徴もよく見られるのです。彼らは，文章を書いたあとに読み直さないため，文や文章の構成が成り立っていないことがあります。また，彼らにとっては，「書きながら読む」ということ自体が相当に難しいのです。書いた文章を振り返り，自分が書いて伝えたかったことが書かれたかを確認しようと，また読み直すということ自体が，さらに彼らを苦しませることになるのです。

14. 書き写し

　黒板や本から文字を書き写すことも困難な作業になります。彼らにとって書き写すべき文字から目を離したとたんに，直前まで見ていた文字があった場所がわからなくなるので，自分が書き写したところにまた戻って探すというのは至難のわざであり，さっきまで見ていた場所に視線を戻したときに，そこにあるはずの文字が見つからないということが起こるのです。
　書き写すということは，多大な集中力を要する戦いともいえるくらいのものです。単語，文字，もしくは数字が飛び跳ねたり，消えてしまったりすることがあるのです。またはSSSのある人は文章の行と列を認識できないことがあります。そうした人にとっては，文字を見失わずに書き写すことができません。

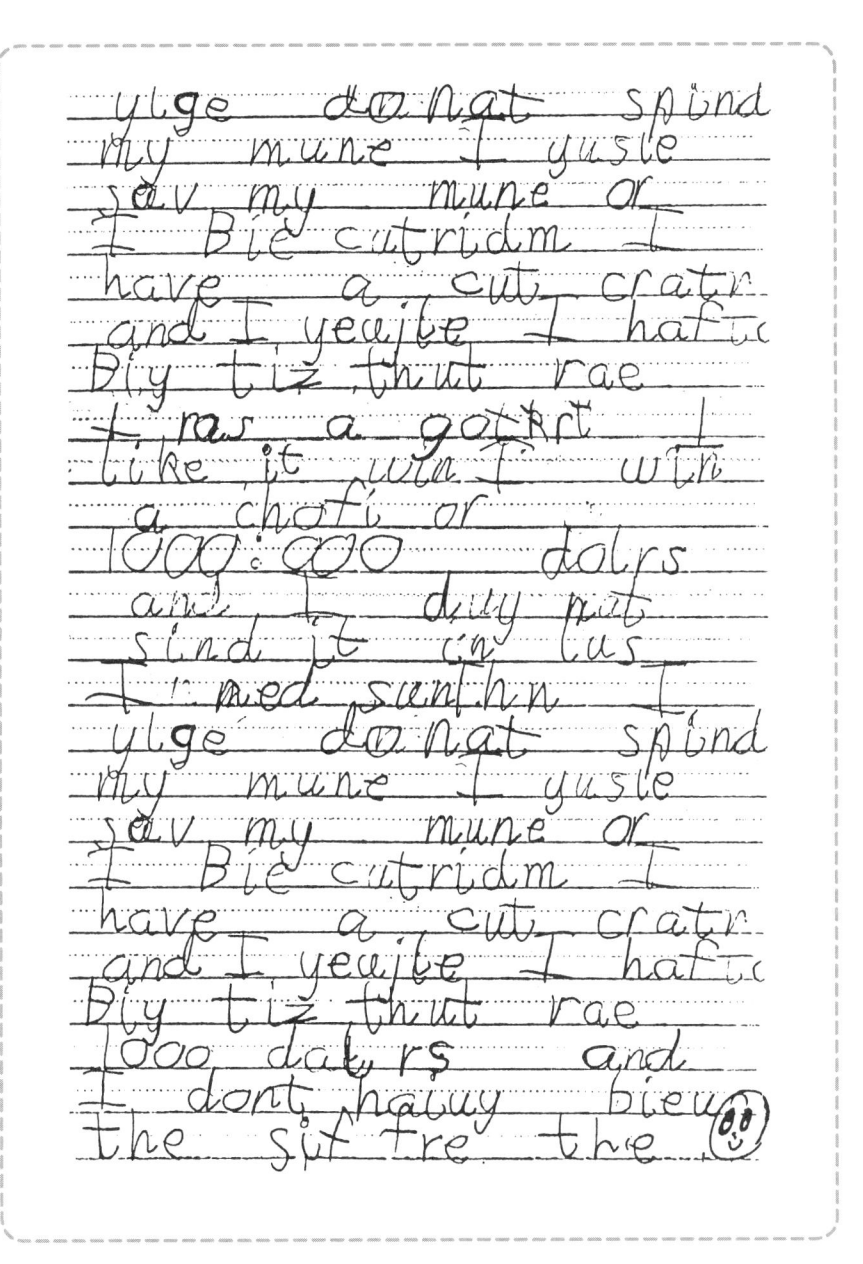

> ylge donat spind
> my mune I yusle
> fav my mune or
> I Bie cutridm I
> have a cut cratr
> and I yeujte I hafta
> Biy tiz thut rae
> I ras a gocart
> like it won I witn
> a chofi or
> 1000,000 dolrs
> and I duy put
> sind it in lus
> I ned sunthn I
> ylge donat spind
> my mune I yusle
> fav my mune or
> I Bie cutridm I
> have a cut cratr
> and I yeujte I hafta
> Biy tiz thut rae
> 1000 dolrs and
> I dont hauy biew
> the sit tre the

●図 7-1　ジョナサン R ヒッチコック（8 歳）の手書きの文章
（1990 年 9 月 19 日，アーレンフィルターをつける前）

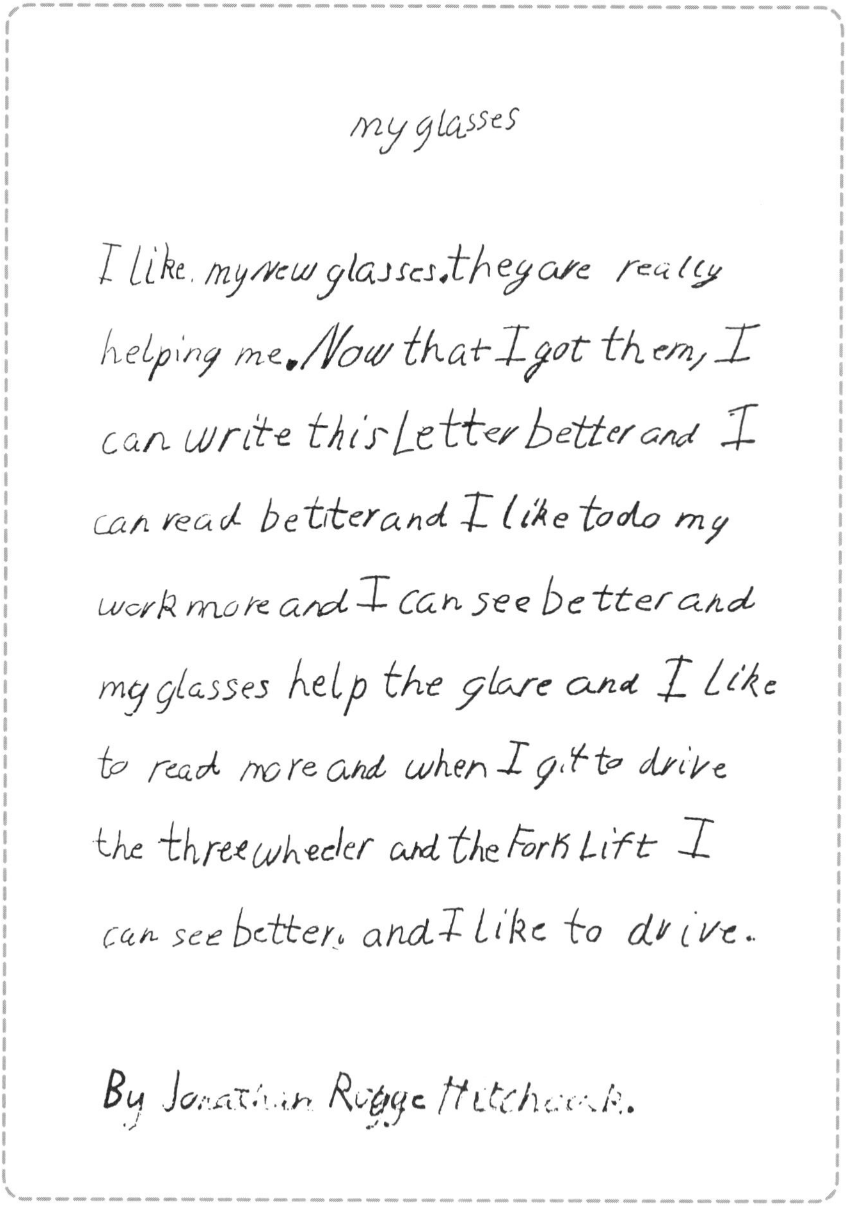

> *my glasses*
>
> I like my new glasses. they are really helping me. Now that I got them, I can write this letter better and I can read better and I like to do my work more and I can see better and my glasses help the glare and I like to read more and when I get to drive the three wheeler and the Fork Lift I can see better. and I like to drive.
>
> By Jonathan Rugge Hitchcock.

● 図7-2　ジョナサン R ヒッチコック（8歳）の手書きの文章
　　　　（1990年11月19日．アーレンフィルターをつけた2か月後）

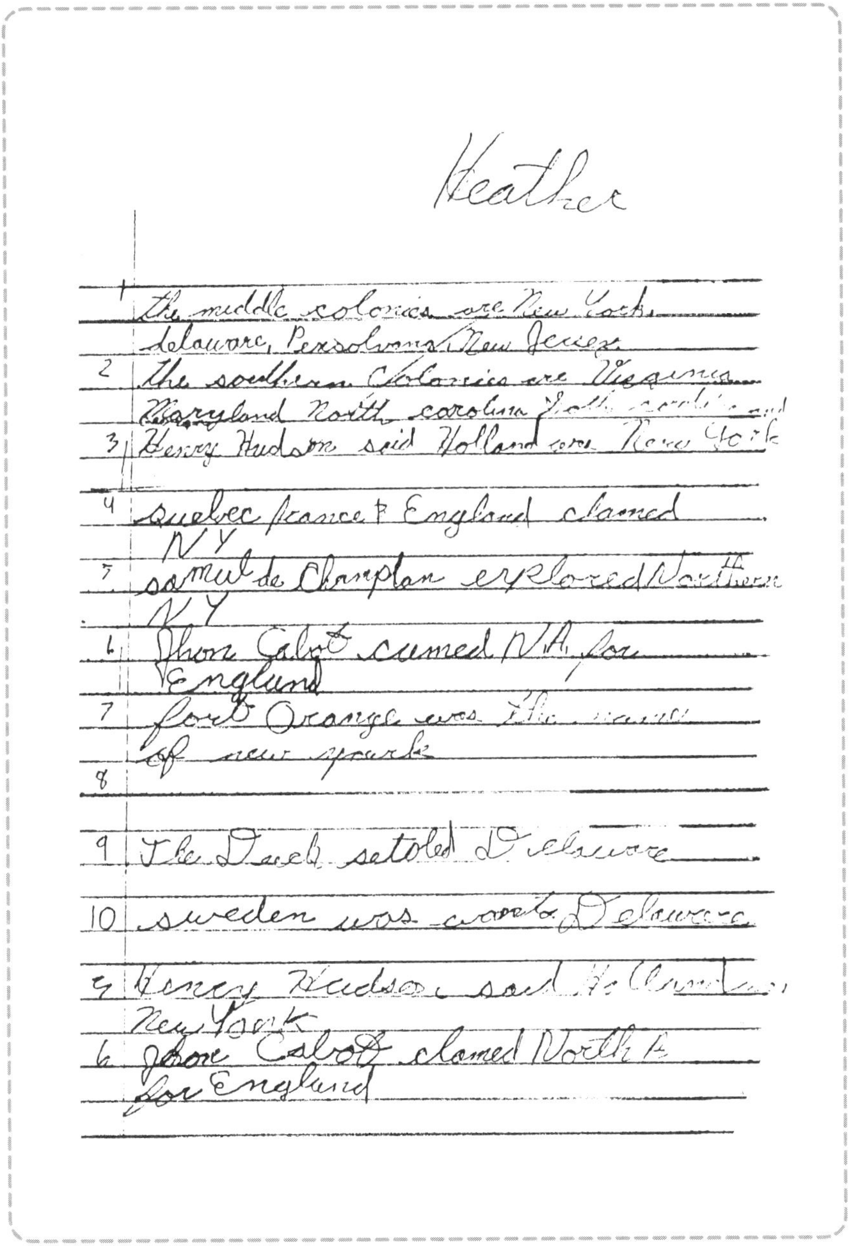

Heather

1. The middle colonies are New York, Delaware, Pennsylvania, New Jersey.
2. The southern Colonies are Virginia, Maryland, North Carolina, South Carolina and
3. Henry Hudson said Holland was New York
4. Quebec France & England claimed NY
5. Samuel de Champlain explored Northern NY
6. John Cabot claimed NA for England
7. Fort Orange was the name of new york
8.
9. The Dutch settled Delaware
10. Sweden was ruled by Delaware
4. Henry Hudson said Holland New York
6. John Cabot claimed North A for England

●図 7-3　SSS のある人の学校の宿題（下線から文字が離れてしまっている）

SSS は，読みや学習の分野もしくは SSS である人のふだんのさまざまな状況のいずれの場合にも関係することです。この本の読者であるあなたは，きっとこの SSS の意味を知ったばかりであると思いますが，SSS が影響を与えるのは，目で見ることと深く関連がある芸術や楽器を扱う音楽，コンピューターの画面を見たり操作したりすること等に関連する分野だけでなく，多くの学問分野が関係します。それらにおいて問題があるすべての人に SSS があると考えるということではなく，もしかするとそのなかの一部の人には SSS があるかもしれないと考えておきましょう。

第8章 SSSを見つけるためのスクリーニング

　SSSに対処する前に，それが何であるのかを明らかにしなくてはなりません。SSSは，何百万人とまではいかないにしても，何千，何万人もの人の読みや学習に計り知れない影響を及ぼしています。しかし，それにもかかわらず，ほとんどの学校区，教師，心理学者，あるいは視覚の専門家等はそれを研究して取り扱うことを，これまでしてきていないようです。

　現実問題として，SSSのスクリーニングができる専門家や施設はほんのわずかしかありませんが，ここでは，当事者がスクリーニングにおいてどのようなことを経験するのかを見ていきましょう。

1. SSSスクリーニングの紹介者

　スクリーニングに訪れる人の多くは，家族に言われてやってきます。読みに問題がある子どもの親であれば，自分の子どもが苦しんでいるかどうか，おそらく察しがつくことでしょう。どうしてでしょうか。彼らは自分たちが経験してきたことと同じこと，あるいはそれと似た多くのことを子どもが経験しているのを垣間見てきているということなのです。このような親は，SSSについて何か聞いたり読んだりすると，その考え方や対処法が自分や子どもに効果があ

るかもしれないと思うのです。そのような経緯で，彼らは子どもをスクリーニングに連れてきます。たいていの場合，子どもの問題に気づき，そのスクリーニングの効果を知ると，今度は親が支援を求めにくるのです。「私は子どものスクリーニングの成り行きを見守るだけだと思っていたけど，今はその効果を知って私自身がSSSのスクリーニングを受けたいと思っています」と感想を述べる親もよくいます。

親は，子どもが潜在的にもっている問題をうまく見つけ出すものです。もちろん，親とてそのようなことを考えたくない時期はあります。しかし，自分の子どもが学校での行動に問題があった場合には，何がその原因なのかを見つけるために親は注意深く子どもを見はじめるでしょう。多くの場合，子どもの抱える根本的問題を，たとえ学校側が発見できなくても，親はそれを見つけ出すことができます。しかし，誰が問題を見つけるかということは重要ではありません。大切なのは，それを探し出せるかどうかなのです。

他に，すでにSSSを知っている教育者がスクリーニングをすすめることがあります。教師は自分が教えている子どもに特別な支援や指導をしているのにもかかわらず，進歩が見られないことがあります。そして，何か他のものが読みや学習を妨害しているのではないかと考えます。

さらに，医療従事者がスクリーニングをすすめたりします。もし親が，子どもに何らかの問題があると気づくと，多くの場合，医師に相談に行きます。親は，誰が自分の子どもを支援してくれるかと医師に尋ねることでしょう。

行動の問題，精神的・心理的な問題，その他の問題がある子どもを学校区の学校心理士等が標準化検査をする過程で，知識のある心理士から紹介されてくる場合があります。それらの背景にある問題の1つがSSSである可能性もあるため，心理士は子どもにSSSのスクリーニングをすすめるのです。

さらに，他にSSSのスクリーニングをすすめる声の多くは，自分や自分の子どもがSSSと判明し，有色のレンズや有色のフィルムにより改善が見られた人たちによる口コミです。彼らは自分たちの状態がよくなったことにとても満足しているので，耳を傾ける人にはそのことを話すことでしょう。

2. スクリーニング：第1段階

SSSを克服する過程は2段階に分けられます。この章で書かれているスクリーニングと，次の章で触れる対処法からなります。

スクリーニングの目的はSSSがあるのかどうかを大まかに分けることです。スクリーニング検査を受ける対象者は，学業や読み能力，またはその他の活動の問題がSSSによって影響している可能性があるかもしれない人たちです。

3. 皮を取り除く

読みや学習の問題には，いくつもの要因があります。その要因を皮にたとえてみましょう。どの問題にも，1枚よりも多くの皮がかぶっています。その問題の全体を1枚の皮しかないとして扱うのは不毛といえます。読みや学習の問題の複数の要因，その1つひとつの皮を1枚ずつはがしていく必要があるのです。問題のある人にとって，SSSはまさにパズルの1ピース，要因の1つ，すなわち1枚の皮にあたるのです。

SSSがすべての要因（皮）のうちの1枚の皮である可能性があるという事実が非常に重要なのです。子どもに問題がある場合，親は，その問題は1つの要因がすべてであると考えがちではないでしょうか。もしその問題の何かが明らかになり，そしてさらに重要なこととして，その要因となっている1枚の皮をはがすことができるのだとわかれば，子どもの読みや学習の問題はすべて改善するのではないかと彼らは期待します。しかし，それは正しいとはいえません。とくにSSSに関していえば，それは間違っています。SSSが唯一の問題である場合もあるにはあります。このような場合には，SSSの対処法を用いるとすぐに劇的な変化が得られることでしょう。しかし，たいていの場合，子どもの読みや学習の問題は，通常は2つないし3つもしくはそれ以上の異なる皮，要因を含んでいるのです。これらの複数の要因は，学習に困難をもつ子どもに複雑に絡まって現れるのですが，あたかもその子どもが「勉強ができない」という単に1つの問題に見えてしまうのです。

1人の子どもにある複数の皮を選り分けることは，多くの場合とても難しいことだといえます。一方，SSSという皮は，構成要素の1つとしては，例外的に容易に見つけることができます。そして，対処すればすぐにその問題を取り除くことができるのです。SSSに関していえば，その皮を選り分けるのはわりあい簡単なことなのです。

　あなたはふだんから，子どもの教育上の問題点を解決するため，また，子どもの困難さの要因を取り除くために学校の教師とあまり話をしていないかもしれません。しかし，実際の教育現場では，その場しのぎの解決策でよいものはなく，もし親がそのたぐいの解決手段を主張したとしても，初めから，その方法は偽りとみなされてしまい，教師からすると，その方法を提案する親が懐疑的に見えてしまうこともあるでしょう。

　教育のなかでは，私たちは問題に対して長期間取り組み，ゆっくりとそれを改善するか，または，集中的な治療教育といった手段をとったりします。しかし，子どもが，読みの治療教育や特別な教育を必要とする場合には，1日や1週間という期間で簡単に行えるものではありません。そのプロセスはたいてい長期間，場合によっては数年にわたる期間，しかも手厚い取り組みを必要とします。

　SSSは，困難の唯一の要因ではありません。しかし，そうではないとしても，教育上の注目すべき問題点の1つであり，すぐに取り除くことが可能な新たな視点を提供するものです。そのため，スクリーニングは非常に重要だといえるでしょう。

4. 既存の検査：SSSを見逃すな

　小児の発達専門の病院で，子どもに学習上の困難があるものと判断されると，心理テスト，教育的アセスメント，社会的経歴，そして病歴のすべてを調べます。必要な場合には，精神医学的アセスメントをも受けることになるでしょう。

　私がSSSのある子どもや大人の人たちに対して，どうして自分の見え方の問題について，これまで受けてきた検査の過程のなかで話さなかったのかと尋ねると，彼らは「誰も話を聞いてなんかくれなかったんです。読んでいる紙面

の上で，文字が飛び跳ねているとか，背景としての紙面に何が起こっているかを聞いてくれる人はいなかったのです。それなのにどうして自分からそれについて語れるというのでしょうか」と答えました。子どもたちは，問題のあることに対して「怒られたらどうしよう」という恐怖心から何も言わないこともあります。彼らはただ他のみんなと同じようでありたいのです。

　残念ながら，こういった子どもたちの多くは正しく診断されません。結果として，SSS のある人にはそぐわない解決方法が提供され，不適切なプログラムが適用されるはめになるのです。そのようなことから，これらの子どもたちは，大人になっても子どものときと変わらない問題を抱えてしまうのです。

　これは子どもの心理面にも影響を与えることがあり，彼らの自己像にダメージを与えることさえあるのです。たとえば，こういった子どもの成績表には「もっとがんばればできるはずです」や「大きな可能性をもっています」などといった文言が毎年書かれているのです。

　誤診された子どもはどうなってしまうのでしょうか。彼らは，自分たちが抱える問題を自分のせいだと思い込みます。自分を責め，自分が十分に努力をしていないのだと考えることでしょう。それなのに，彼らは何をしたらよいのかがわかりません。すなわち，今まで自分が抱える問題を回避したり，取り除いたり，あるは改善する方法を見つけられないのです。従来の学校制度や標準化検査では SSS は判別できないため，SSS のスクリーニングは重要であるといえます。もちろん，読みや学習に問題がある子どもが，必ずしも SSS をもっているとはかぎりません。しかし，スクリーニングで SSS を見つけ出すのはごく簡単なことなのです。

5. スクリーニングでの目標

　スクリーニングには，SSS の読みや学習への影響を判断するための情報を得ることが含まれます。スクリーナー（スクリーニングができる専門家）は，その人が SSS であるかどうかを判断できるでしょう。もし SSS だとすれば，スクリーナーはまず，知覚に悪い影響を及ぼす原因となる SSS の問題を取り除くために，その人に合った有色フィルムをすすめます。

スクリーナーは，スクリーニング終了までには，検査の対象者が次の段階の対処法をとることが必要かどうか，対象者の読みにおいて，SSSという見方から改善の余地があるか，あるいはそうでないのかについて適切な判断をすることができるでしょう。

6. 適切な質問

　それでは，スクリーニングの過程ではどんな質問がなされるのでしょうか。スクリーナーは，文字を読んでいるときにその人に何が起こっているのかを正確に知りたいと思っています。たとえ子どもであってもその説明はできるでしょう。「落ち込んだりいら立ったりして，読むのをやめたいと思うとき，あなたは，どんなふうに見えたり感じたりするのか，話してくれますか？」と質問されます。これは，あなたにとって，きっと，きっかけとなるよい質問，指示となることでしょう。

　たとえば，子どもはこんなことを言います。「まばたきをたくさんしちゃうんだよ」。ここで経験豊かなスクリーナーが質問者であれば，この発言をけっして無視したりはしません。その子どもに，どうしてまばたきが増えるかを聞き出すのです。そうすると子どもは「文字が走り回ったり，読みにくくて，それでまばたきをするの。まばたきをすると，文字と文字の間が広がるんだ。今は，文字と文字の間に空間があるけど，文字を長い間見ていると，また文字が動いたりくっついたりするみたいに見えるんだ。だからまたまばたきをするんだよ。そうすると，文字はもとどおりになってくれる。でも，まばたきをずっとしてると疲れちゃうから，読むのをやめなきゃならないんだ」と。これは非常に重要な情報といえるでしょう。このような答えを引き出すために，適切な質問をしなければならないのです。

　教師はこういった質問はしないのでしょうか。あいにく，ふだんの学校生活ではしていません。一部の人は，教師というのは授業中の理解の流れを崩したくないので，文字を読むことにつまずいている生徒がいても話を進めなければならないと思っているのではないかと言います。しかし一般的には，それが理由ではありません。多くの場合，教師は，読めない要因を自分たちが，すでに

知っているものと思い込んでしまっているかもしれないなのです。SSS の場合，実際，言語処理過程の問題は何も含んではいないのです。読みには語彙を目で見る過程，音声化の過程，そして読解の過程という基本的な構成要素が含まれると考えているため，多くの専門家は，文字につまずいたり，間違って文章を読んだりするという，言語処理過程以外の他の要因があることをこれまであまり考慮していないのです。

7. スクリーニングをする時期

　SSS が原因であるということを突きとめるには，どれだけ多く情報を得られるかどうかが左右します。子どもの症状や，SSS と併存した問題がある場合には，それぞれが異なった形で読みに影響しているはずです。SSS があると判断する要素のなかには，症状の程度，教育システムにおいてどのような支援システムを活用しているのか，その人の発達の程度，言語スキル，他の読みの困難，その深刻さの程度，そして，それに対してその人が自分で考えて習得した代替手段が含まれます。

　SSS のある子どもは，毎年スクリーニングを受けることが妥当でしょう。彼らに SSS があることを常に確認できるわけではありません。早期発見が重要ですが，幼すぎて，言葉で自分のことが言えないとスクリーニングができない場合もあります。したがって，子どもが幼いときの最初のスクリーニングは，「SSS があるかどうかは結果的によくわからない」というネガティブなものになるかもしれません。しかし，読みや学習をやりにくくしている1つの要因として SSS を除外しないということは重要です。

　子どもがそれを簡単に説明でき，彼らの見え方のゆがみがたやすく明らかになったなら，基本的な音読スキルを学ぶ小学校1年生か2年生においても読みが困難な子どもに SSS があるということを首尾よく見つけられるのでしょうか。一部の人は，読みの問題が，活字が小さくなったり，文字の量が増える小学校3年生くらいまでにならないとはっきりと現れないことがあります。この場合，視知覚のひずみは，音読するときの正確さと流暢さに影響を与えるのです。3年生になる前にスクリーニングを受けた場合には，見逃されてしまうこ

ともあるかもしれません。

　その他，SSSに関連する問題は，中学校か学齢期の遅い時期に現れることもあります。これらの時期は安定した読みや集中力に対する要求が高まる時期です。SSSと戦ってきた子どもたちは，それまで，聞くということと話すということで，自分のできないことを補いながら，知識を獲得してきていたのかもしれません。がんばって読もうとすると，彼らは疲れてしまったり，理解力や集中力が失われたりして，休憩が必要となったりするのです。だから，スクリーニングはそういった時期にも行う必要があります。

　明確な問題が，その人が大学や社会に出るまで見つからないこともあります。そういった人たちは，読むことを極力避けたり，読んだとしても，多少の文字を飛ばして大まかに読んだりするような方法を身につけています。大学や会社での成功が，適切な本を読むことにも関係していれば，彼らの問題は初めて明らかになるのです。

8. スクリーニングの前に視力検査

　SSSのスクリーニングを受けたいと思っている人は，まず眼科医や検眼士に会い，すべての視力検査を受けておかなければなりません。そこで何か視力に問題があると言われたら，スクリーニングが行われる前に治療し終わっていなければなりません。

　視力検査では，専門家は普通，鋭敏さや屈折の状態，そして両眼の機能を検査します。その検査をさらに規定どおりに行うと，追加の検査によっても詳細に眼球の組織を分析し，焦点を合わせる能力と追視する能力が正常であるのかどうか明らかにしてくれます。また，眼科医は眼の病気があるかどうかもチェックしてくれます。

　SSSの対処法を成功させるためには，視力の問題をまずは明らかにして，治療しなければなりません。高次の脳機能である認知能力というのは，確固たる視覚および視知覚に基づいています。SSSのある人は，視知覚や学習の困難のアセスメントを受ける前に，視力の問題を取り除くことが重要なのです。

9. どのようにスクリーニングが始まるのか

　SSSのある可能性がある人に行う最初の段階は，彼らにSSSが存在するかどうかを明らかにするために作成された綿密なスクリーニングです。それによってその人のSSSの症状の重大さを理解することです。スクリーニングには何が含まれているのでしょうか。スクリーニングには，SSSのある人の問題を引き起こすような課題も含まれています。その課題を行うと，その人に見え方のゆがみが現れ，何もせずふだんどおりに読みを行わせたときにその人に生じるゆがみのタイプも明らかとなるのです。たとえば，ある人は普通に本を読んだ15分から20分後ぐらいに見え方のゆがみが出ることがあるかもしれません。スクリーニングの課題を始めると，そのゆがみはすぐに現れてくるでしょう。

10. 質問：多くの質問

　その後徹底的に細かい質問を多くします。感覚に関することの質問です。家，学校，仕事場についての質問があります。読みの習慣，光の状態，目に刺激を受けたときの反応，そして変わった出来事があったかどうかを聞かれます。

　家族歴を聞くことはスクリーニングの1つの重要な過程でもあります。家族歴のなかにSSSの人がいれば，それは，その人がSSSである可能性も高いということになります。家族の読みに関する経歴についても質問をします。それは，SSSには遺伝的な要素があると考えられるからです。たとえば，「家族のなかに読むことが遅かったり，読むことを極力避けていたり，文字を読むといらいらしたり，疲れ果ててしまう人はいますか？」というような質問をするのです。

　スクリーニングでは，その人の主訴や病院からの報告だけでなく客観的に視覚像を見たときの様子も検討していきます。SSSは一部の人にとっては，非常に影響を及ぼしていることがあります。自分の弱い部分を補える何らかの手段をもっている人は，困難をもっていることが見えにくいことがあります。結果として，その詳細な質問に対する答えはSSSを判断することにおいて決定的

な要素となるのです。

11. 家族を巻き込んで

　どんな人でもスクリーニングを行うときには，家族の人もスクリーニングの過程を見ています。子どもがスクリーニングを受けているときに，親もその場にいます。たいてい教育的な検査の場面では，親はそこにいないことが多いので，これは珍しいことといえます。彼らはそこで何が起こっているのか見ることができず，その場にいなかったことをあとで聞かされたり，報告書をもらったりするのです。

　SSSのスクリーニングには，一方の親もしくは両親が立ち会うことが非常に役に立つ理由が多くあるのです。それは親にとって非常に教育的な場面となるのです。SSSは遺伝的にも影響することがありますので，SSSのある親が，SSSのある子どもをもつ可能性があるのです。親がSSSの症状や聞かれた質問の種類を理解しだすと，他の家族にSSSがいないかを考えるようになります。たとえば，「うちの2番目の子どもも読むと疲れてしまったり，課題を終わらせるのが他の子たちより遅かったりするなあ」と思いあたったりします。「その子の不満や訴えに注意を向けられず，子どもの言葉をただの不平不満だとしか考えてこなかったのかもしれないなあ」などと考えたりすることもあるでしょう。このように，1人の子どものスクリーニングを通して，親は自分の他の子どものなかにもSSSがあるかもしれないと真剣に考えるかもしれないのです。

　スクリーナーは最後に，ある作業を親自身に行ってもらいます。たとえば，ある人の場合には，スクリーナーは子どもの検査だけでなく，親もSSSの問題をもっているかもしれないと思いながら検査をするのです。そのときに初めて，親自身が本をどのように見ているのかを把握できたりするのです。そして，そのときに初めて親自身が読むというのはどんなものなのかを経験できるのです。こういった親の多くは，自分たちのことをかつてこのように言っていたかもしれません。「私がただ怠けているだけなのだと思う」とか「ただの努力不足だ」とか「読みというものはこういうものだ」と。彼らは，自分自身の誤解を理解することになります。すなわち，人に違いを体験させると，同様の人を

理解することができるのです。

　親は，SSSの対処法がどのように子どもを支援することができるかということも知ることになります。支援方法はないと思っていた親にとっては非常にためになります。大人は，子ども自身が見たり経験したりしていることを教えてくれることに対して，すばらしく理解があります。

　多くの子どもは，親が何かの活動にチャレンジしているのを見ることによって安心したり，支えられていると感じたり，励まされていると感じることもあるのです。そして確実に，親自身にSSSがある場合，子どもにあなただけがつらいのではないということを感じさせてあげることができるのです。たとえば，親が受けた検査の結果を子どもが知ることで，不安になっている子どもをどれだけ安心させ，助けてあげられるかを考えてみてください。子どもはそれを見て言うでしょう。「なんてことだ。僕よりもひどいな」などと。親と子どもはそこで自分たちに何らかの共通点を見いだします。親と自分には差がないことを感じると，子どもは自分の置かれた状況を受け入れやすくもなるのです。その結果，自分の問題を隠そうとしなくなるのです。

　もう1つの利点は，もし子どもが有色フィルムや有色レンズを使うことを嫌がったり，「こんなの必要ない」とか「こんなの役に立たない」などと言った場合，親はこんなふうに言えるのです。「こらこら，これはちゃんと役に立つのよ。私も使っているでしょ。見たときに違いがはっきりわかるのよ。この前も話したでしょ。あなたのつらさはわかるの。これは本物よ」と。親は自分自身でその問題を経験すると，子どもが経験していることをよく理解するのです。親は協力的になり有色フィルムを使う子どもを勇気づけることができるのです。

12. ユニークなスクリーニング

　SSSのスクリーニングは，成績を判断するテストではありませんし，子どもが学校の教師，学校心理士，塾の講師などから受けたテストでもありません。それらとはまったく異なる種類のものなのです。SSSのスクリーニングの手順は，読みや学習に問題がある子どもと大人と接している専門家によってこれま

で使われてきたものとは違います。SSS のスクリーニングは，心理教育的なアセスメントの一部でも，標準化された発達検査や学習や読みの検査でもないのです。SSS はこれまで研究されてきませんでした。しかし，SSS のような一般的に研究されない領域でも，それが学習に影響を及ぼすことがあるのです。

スクリーニングには3つのセクションがあります。セクション1では，読みに SSS が影響しているのかどうか見つけることを試みます。

● セクション1：質問

読むことが得意でない人のだいたいはその質問に対して明確な答えを返してくるでしょう。こういった回答は彼らが抱える問題がどれだけ深刻かを表しています。彼らは，SSS を経験しているかどうか，そしてもし経験しているのであれば，SSS の影響がわずかなのか，適度に起こるのか，それとも頻度は高いものなのかどうかをそれとなく言うでしょう。

この本の最初にある自己チェックリストの質問は，スクリーニング時に聞かれる質問の一部です。それらの質問は，SSS のある人が好きな本を読むときよりも，強制的に読まされる場合に起こる問題のタイプを見つけることをねらいとしています。読みに困難をもつ人たちは，喜びを感じながら読書をしているときは困難を感じることは少ないのです。なぜなら，それは理解すること，記憶すること，そして内容の詳細といったものは重要ではなくなるからなのです。

疲労や不快感は，一般的に読む過程のなかでその成分の一部になってはならないのです。上手な読み手は，どれだけ長い時間読書をしたかというのは関係なく，緊張や疲労は読書とともにあるということはめったに言いません。その代わりに，読書というのはリラックスできて楽しいものだと言うのです。

● セクション2：課題

このセクションの課題は構造化された状況下で，SSS のある人の知覚する能力を評価することを目的としています。この課題での活動は SSS を引き起こし，その程度を高め，見ることに対する影響を促進します。

SSS には，多様な症状が存在します。各課題は，SSS が引き起こす異なる症状に焦点を当てています。このセクションのすべての活動において，同程度に

困難さをもつ人は滅多にいません。しかし，このセクションのどの活動も SSS から起こる問題を見つけるためにあり，そのことが重要であるのです。

ここでは，その人が正確に課題をやり遂げられるかどうかが重要なのではなく，その課題を行ったときにどのようなことを経験したかということが重要なのです（図8-1）。

ここで使われる視知覚の能力の類は就学までに完全に発達するといわれているものです。子どもは成長するにつれて，これらの視知覚の機能にわずかな変化や発達が見られるようです。その視知覚の機能の問題は成長に伴い軽減していくということはありません。7歳という幼い子どもでさえも，活動の大半を軽々とやり遂げることができなくてはならないのです。

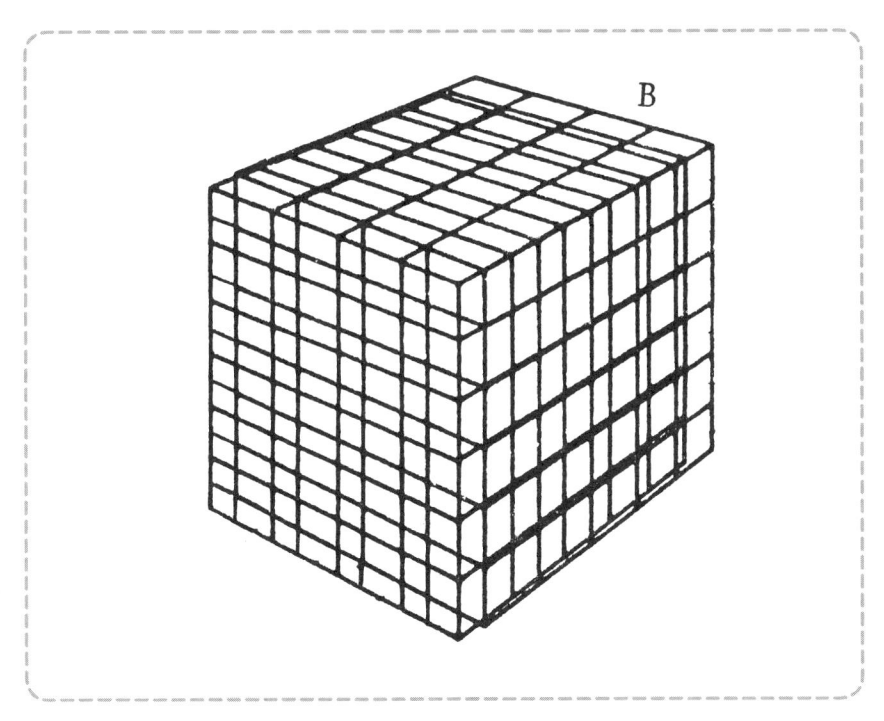

●図8-1　スクリーニングのボックス課題
　スクリーニングのなかのこの課題では，立方体の絵を見せられ，Bの下にある白いところを上から下までいくつあるか数えてもらいます。その後，彼らは数えているときに自分が直面した困難がいったい何なのかを聞かれます。

セクション3：有色フィルム

　もし，セクション1の質問とセクション2の課題でSSSがある可能性を示す場合に，セクション3は行います。セクション3は読みの能力を改善するために，SSSの視知覚の症状を軽減しうるのに，どの有色フィルムが一番影響を与えるのかを調べるために1枚1枚有色フィルムを試していくという構成になっています。

　さまざまな有色フィルムは印刷物に起こる現象を変化させるために使います。このフィルムは，ゆがみが見えている人にそれがなくなるような効果を与えてくれることでしょう。

　SSSのある人は，初めてスクリーニングにきたときに，自分たちが経験していることと他の一般の人，あるいは読みが上手な人との違いに気づくことができます。たとえば，彼らが動いていない文字を一度も見たことがなかったら，文字が回転していたり，左右が逆になっていたり，上下が逆さまになっていたりするという話をすることはないでしょう。ある人は文字と文字の間に一定の空間があることや，単語と単語の間に十分な空間があることを知らなければ，文字どうしが一緒に走り回って見えているということを説明できないのです。適切な有色フィルムを使うことで，その人は，初めて自分が見ている状態が普通ではないということ，その違いを確認できて初めて自分の見え方の特徴がわかることになるのです。

　有色フィルムは，SSSのある人に違いを気づかせ，それを伝えさせるという働きがあります。また，有色フィルムを使うことで，読みのどの側面に改善が見られるのか，またどの部分が改善しないのか，そしてその結果，問題は残ったままになるのかどうかということを明示してくれます。このようなSSSの読みの問題は，SSSの対処法とは別に取り組む必要があるのです。

　覚えておきましょう。SSSのスクリーニングを受ける人のなかには，人によって，他にも別の種類の困難に関わる皮が，その人の読みや学習に影響を与えている場合があります。スクリーニングを受けSSSがあると判断されたとしても，それを受けるそれぞれの人のすべての問題を改善するということはないのです。

　スクリーニング終了までに，SSSのある人は，自分が何色のフィルムを使え

ば問題を改善できるのかを知ることになります。そんなふうに，彼らはスクリーニングの場で自分から取り除くことができるのが何であるかを実際に把握することができるのです。彼らは自分たちに最も有効だと思った有色フィルムを家に持ち帰ります。もしそれを使うことで，読みに対する効果が持続すると感じれば，自由にそれを使うことができます。そのスクリーニングのときに有色フィルムを使うことで見え方のゆがみがなくなるような変化が，スクリーニングの場以外の異なる環境で何度も起こるということを試すために，その有色フィルムを使って生活します。彼らは，夜15分，20分程度読書をするとき，または毎日の授業で教科書を読むときにその変化は維持されるのかに対して注意深く試してみます。

　どうしてそれは，そんなに重要なことなのでしょうか。長い間SSSの問題があった人たちは，おそらく非常に懐疑的で，実際に何が自分たちを助けてくれるのかということに対して消極的な希望しかもてなくなっている場合もあるのです。それは今まで彼らを助ける技術が何もなかったからなのです。彼らは，過去に試みた治療がむだだと何回もわかったときに，この問題が，治らなくても軽くさえなってくれればいいという想いを募らせています。しかし，有色フィルムを使うことで，1つの対処法が自分たちを救ってくれるという証のような何かをつかむことができるでしょう。

　一度，有色フィルムを使うと，彼らは自分たちの変化を目の当たりにします。一般的に，彼らが見いだせることは有色フィルムが読むことを格段に楽にするということです。彼らがこの有色フィルムを使わないなら，耐えがたい時間を過ごすことになります。そして，本を読む気が失せたままでしょう。なぜなら，読むときに自分が気を配らなければならない作業が多すぎるし，それでもたくさん読み間違いはするし，そのうえ，読むことが遅すぎ多くの時間がかかるのですから。

　　私のもっている問題にやっとのことで名前がつき，明確になりました。その後，物事は本当にうまくいきはじめました。学校という場になじめなかったり，他の子どものようになれず悲しみを感じたりした学校生活で，その苦しみや不思議に思っていたことが何だったのかを，私は理解することができ，

そのような感情を取り除くことができました。

13. どの色がよいか

　適切な有色フィルムや色の組み合わせの選択は，SSSの症状と読みの困難に精通している資格をもった専門家によって行われなければなりません。色つきのクリアファイルや演劇で使われる照明に色をつけるフィルムは，読んでいる本の紙面の色を変え，多少まぶしさを低減することはできますが，最も効果のある有色フィルムはまぶしい光を生じさせないものなのです。まぶしい光を反射する有色フィルムは，今までのスクリーニングの過程での成果をむだにしてしまうことがあります。有色フィルムから得られるどんなよい効果も，まぶしければむだなものになってしまうことがあるのです。

　SSSに関する知識と読みの困難に関する知識の両方を有する専門家の必要性は過度に強調されることはありません。誰でもあなたにさまざまな色を試すことができ，それらを売ることができます。しかし，それ以上のことがアーレン法にはあるのです。色のわずかな変化でさえ大きな違いをもたらすことがあります。対処法であるアーレン法を理解していない人から有色フィルムを受け取ることは，その人にプラスになる成果を上げられないことがあります。色を使うことが他の読み改善プログラムと同じだと思い込むことも危険です。色に関する他の可能性もあるのに，色が役に立たないと失望して，その対処法を経験しないようにしてしまうことになったら，その人にとっても非常に不利益だと思います。

　自己診断をしたり，市販のさまざまな有色フィルムを自己流に探すことはやめたほうがいいでしょう。それがいつも正しい選択につながるという保証はないのです。すべての人を助けることができる万能な色というものはありません。その人個人に1つの適切な色もしくは色の組み合わせを見つけるには，SSS同様に読みの問題の複雑な性質を理解する人材が必要になってきます。

14. SSSはどの程度現れるのか

　スクリーニングの結果は，その人にSSSがあるのか否か，その程度がどのくらいのものなのか，すぐに示してくれます。

　結果は以下のように分けられると思います。

　1つは子どもの場合です。スクリーニングの過程のなかで，SSSの兆しを何も見せないことがあります。子どもの場合，そこで何の兆しも見せなくても，その子にSSSがないとはっきりと言うことはできません。子どもは，自分の困難について報告したり話したりできないということも考えなければなりません。意思表示がない場合には，スクリーニングの過程でSSSを見つけることはできないのです。しかし，子どもが成長するにつれて，読みに対する要求，言語能力，そして自己理解のすべてが高まっていきます。以前SSSのスクリーニングを受けてもはっきりSSSがあるとはいえなかった人であっても，時がくるとSSSの兆しがわかるかもしれません。

　2つ目は，SSSの問題をもっているかもしれませんが，その他の読みの問題が重篤であるためにSSSの対処法を実施しても大きな違いを生じるかどうかは定かではない人たちです。そのような人たちには有色フィルムを家に持ち帰り，それを使ってある期間は読書をするように言います。そのうえで，自分たちが落ち着いて本を読みたいという欲求を，有色フィルムを使う前よりももてるようになったかどうかということを考えてもらいます。その結果，彼らのなかには，有色フィルムが自分たちに非常にわずかな違いしかもたらさないと思う人もいると思います。

　3つ目は，SSSがはっきりとわかる人たちです。スクリーニングの過程のなかで，彼らは，自分の感じる困難さのすべてのタイプの問題を露呈させます。彼らは非常に読みの苦手な人たちであり，読み疲れる姿を多く見せます。彼らはこのスクリーニングの課題を行うことにも困難さを伴うかもしれません。そのような人たちは有色フィルムを使うことですぐに，劇的な改善を感じることができます。音読は自信に満ちあふれ，流暢になり，口ごもることも減り，読み間違いも少なくなります。彼らは逆に有色フィルムを使わずに文字を読むと，

紙面上で何が起こっているか，有色フィルムがもたらす違いが何かをはっきりと伝えることができるのです。

4つ目は，SSSがあるように思えても，与えられた単一の有色フィルムでは改善が見られない人たちです。もしいくつかの色のなかから適切な組み合わせが見つけられれば改善が見られるかもしれないので，彼らはさらに有色フィルムを組み合わせたフィッティングやその後の対処法を続けるほうがよいでしょう。

15. スクリーニングの費用

金銭的な面でいえば，最初のスクリーニングは高くありません。スクリーニングを除いた，有色レンズの色の種類を決定する作業を含むすべての診断検査には300ドルから400ドルの費用がかかります*。スクリーニングはその費用の一部ということができます。SSSという問題がなければ，それ以降の対処法の過程を行う必要はありません。

多くの読み改善プログラムはいわば，結果が出るまで長時間かかります。そして，効果が出るかどうかは別としてその出費は膨らみます。しかし，彼らがそれによって効果的に読みを改善することができるかどうかはわからないのです。このようにだんだんと変化が現れてくるようなものであると，あなたは結果がどうなるか判断できないまま，そのプログラムに深く関わるかどうかを決めなければなりません。しかし，SSSのプログラムの独特の利点は有色フィルムを使って生じた変化は，その場ですぐに気づくということです。あなたにSSSがあれば，あなたはスクリーニングの過程でそれを目の当たりにするでしょう。あなたはすぐにSSSのスクリーニングの過程と次に行う対処法で，有色フィルムや有色レンズの成果を知ることになります。これは他の介入とはま

＊監訳者注：これは，米国での費用算定であり，日本ではいま，必ずしもこのようにはしていません。日本では今は，研究中として，レンズやフィルムの実費はいただいていますが，検査にかかる人件費等は，まったくいただいていません。しかし，スクリーニングができる人がいなければいけないし，その人が仕事としてやっていくことを考えれば，今後は人件費を検査料の中に含むべきだとは考えています。

るで違うものです。

　スクリーニングの過程は，その人の基本的な読み能力がSSSによっていかに抑制されてしまっているのかということについて明確な考えを与えてくれるのです。

　時には，登山で頂上まで行くのには楽な道を探すことが重要ですが，それは困難があったり危険だったりすることがあります。たとえていえば，有色フィルムは登山者にロープや装備品を与えるような役割を果たします。それによって登山者の旅を，よりおもしろく，より愉快にすることができます。しかし，それはあくまで補助具であり，山の頂上にたどり着くための努力や訓練は，別に必要となることでしょう。

16. より詳細な検査とフィルター作成へ進む

　どのような人が次の段階へ進むのでしょうか。スクリーニングの段階では，有色フィルムを使って読んだときに著しい改善がある人たちを見つけていきます。それでも見え方の困難さはすべてが改善するわけではありません。有色フィルムによっても，まだ読みの困難さは持続するのか，またはゆっくりなら読めるようになったのか，正確に読めるようになったのか，満足感や安心感は得られたのか，ということも推測していきます。このスクリーニングの段階で得られた結果は，その人に次の段階の診断検査と対処法を実施していかなければならないかどうかということを示唆するのです。

　スクリーニングのあとの段階では，その人の視知覚に最も効果的な有色レンズを作るために，どの色を使うかを決めることが含まれています。ここでは，有色レンズはあえて眼鏡とは呼ばずフィルターといい，視力の問題を調整するためにかける眼鏡とは区別をしたいと思います。

　スクリーニングの過程のなかで，有色フィルムを使って読みに改善が見られたということは，有色フィルターでもまた改善が見られるということなのでしょうか。その答えは，「いつもではなく多くそうだ」ということです。ごくわずかな人たちは，まれですが，有色フィルターを通して見ることに合わない場合があります。彼らは検査の過程を終え，最終的に有色フィルムのみを使うこ

ともあるのです。

　そのため，スクリーニングを終えたらこれ以上対処法の過程を続けないという選択肢もあります。彼らはスクリーニングを終えた時点で，有色フィルムをそのまま生活のなかで使うことができます。しかし，大半の人が有色フィルムは使い勝手が悪いことに気づくのです。一方，眼鏡のように使う有色フィルターは多くの利点をもっています。それは目に装着することで，距離感覚が改善され，スポーツのパフォーマンスが改善されたり，蛍光灯の下で読書をしたり，楽譜を読んだり，そのままテストを受けることもできるので，SSSのある人が，多くの困難な場面に直面しても，その状況を自然に楽にしてくれるのです。

　以上，SSSのスクリーニングの過程についての要点を説明しました。あなたは印刷物が色を使うことによって，どのように見えるようになるのかのサンプルを見たくなるかもしれません。

　ここにあげているのは実際の検査ではありません。SSSが読み能力を妨げるとき，その多くは，照明の種類や，環境の光の状態，そして色といったものが関係しているのです。正式なスクリーニングの過程以外に，自分にとっての色の効果を適切に判断し，自己制御することは不可能かもしれません。

第9章

的をしぼって
SSSのトリートメントを

スクリーニングの過程を経て，SSSと判断された人は，次の段階で行われる対処法を行ってみるととてもわくわくするでしょう。そこでは，さらに正確な対処法（有色フィルターのフィッティング）を行います。その目的は，見え方にどんなゆがみが生じているかを見極め，それをもとにどの色がその人のフィルターとして一番合うのかを決定していくのです。世界中の2万5千人以上のSSSのある人が，SSSに効果のある対処法を経て有色フィルターを装着しています。他の数千人の人はSSSの影響を減らすための有色フィルムだけを使っています。

1. なぜ色を選ぶことがそんなに大切なのか

SSSのある人たちは，文字を読むときに，その見え方にさまざまなゆがみを経験します。微妙な色合いの有色フィルターで光のスペクトル修正を行うことによって，一部だけでなく可能なかぎりすべてのゆがみを軽減させることができるのです。そうすることで知覚することがさらに容易になり，読みや学習の問題を改善することに結果としてつながるのです。文字とその背景としての紙面からの影響によるゆがみ，そのどちらかを取り除き，文字や単語を読み続け

ることがさらに快適になるよう，またより長く読む時間を延ばすことを促進し，見えたものから得られる理解の範囲を増やすことができます。スペクトル修正を行ったあとの改善の度合いは，その人にSSSがどの程度あるのかと，読み問題をもたらす他の要因の有無によっても影響されるでしょう。

　SSSに苦しんでいる人たちにとって，その問題の程度は軽度，中度，重度と幅があり，それは連続線上にあるものといえます。SSSはあるものの読みが上手な人でさえ，スペクトル修正から効果を得られるのです。彼らの生活の質の向上，目標の達成，そして達成したことから得られる安心感が，有色フィルターや有色フィルムの使用で高まるのです。

　読書が苦手，学習障害，またはディスレクシアで，さらにSSSもある人たちにとって，色を加えるというシンプルな対処法が彼らに新しい世界を見せることができるのです。視知覚のひずみは多種多様で耐えがたいものなので，その改善は非常に重要なものになってきます。

　色の部分的スペクトルやごくわずかな光が脳に受け取る情報のゆがみを引き起こしていると考えられますが，それを特定して過剰な部分を取り除くことが目標なのです。その過剰な光というのは，人によってまったく異なるので，効果をもたらすある１つの色を特定するのではなく，文字どおり数百とおりの異なる色や色の組み合わせがあるということを覚えておきましょう。自分にとって最適な色でなく，それと似ているが最適ではない色を見つけても，時間も，気力も，金銭的にもむだになってしまうことでしょう。本当に多くの色の組み合わせがあるので，視知覚の問題はまさにその本質である点を支援する過程が重大なものなのです。適切な色を決める過程は精密かつ濃密で，時に時間がかかることもあります。

　場合によっては，２時間あるいはそれ以上かかることがあります。しかし，それにはそれだけの価値があるということなのです。適切なフィルターの色を選ぶことがすべての過程を構成するなかで最も重要なことなのです。

2. 注意！：フィルムの色≠フィルターの色

　おもしろいことに，フィルターで一番機能する色は，その人にとって一番機

能した有色フィルムの色とは異なるのです。その理由は完全に明らかになっているわけではありませんが，そのことについていくつかの見解があります。

　紙面に直に置かれた有色フィルムは，その紙面から反射する光に影響するだけで，周囲の光を修正することはありせん。しかし，有色フィルターをつけると，目に入るすべての光が修正されます。有色フィルムを紙面上に置くと文字の背景となるところの色はそのフィルムの色になりますが，有色フィルターを装着して本のページを見ると紙面は白のままなのです。

　以上のことからも，フィルターにフィルムの色と同じ色をつけることが支援になることはなく，たとえ同じ色を使用しても，おそらく見え方のゆがみは持続し，さらに悪くなっていくこともあるかもしれません。

3. 専門家を使いなさい

　その人に対して，どの色のフィルターが合うのかを，自分が決めてはいけないということを知ることが大事です。読書するときに，重篤な SSS のある人は，文字が印刷された紙面が本来どうあるべきなのかについて気づいていないのです。したがって，彼らは自分がもっている特徴がどのようなものなのかを自分で知ることはできないのです。もし彼らが自分で有色フィルターを決めようとすれば，おそらく間違った理由で色を決めてしまうこともあると思います。たとえば，ただそれがなんとなくお気に入りの色だったり，きれいな色だったりするということで色を選んでしまうような危険性もあります。彼らは，見え方のゆがみを取り除くことにおいて最も効果的である色を必ずしも探し出せるとはかぎらないのです。

　大半の人たちは，多くの問題を経験しているのにもかかわらず，彼らの多くは，とくに目立った問題だけに意識して注目しているのです。彼らがもつ多くの問題のなかのたった1つの問題を解決してくれそうな色を見つけることが最善の策とはいえません。

　したがって，色を決めるには，個人の見え方についての多角的な情報が必要なのです。専門家は生じているすべての問題を特定する必要があり，そして一部だけでなくすべての問題を取り除く必要があるのです。それこそが対処法の

過程が機能し，本物の効果を得る唯一の方法なのです。

多くのレンズ会社の専門家はレンズに色をつける腕はもっています。彼らは魅力的な色を提示したり，あなたの好きな色を選ばせてもくれるでしょう。彼らはさらにこう言うのです。「もし蛍光灯の光に問題をもっているとすれば，ピンクが一番よい」と。あなたが他に何も学んでいないのなら，SSSのあるすべての人に共通の色はないということに気づかないでしょう。各個人が本当に必要なのは，その人それぞれに最適な色なのです。

読みや学習の問題への対処法として，有色フィルターの仕様は快適さやかっこよさを求めたファッション感覚のサングラスをただかけるのとは異なるのです。改善のための技術として，読みの困難さを分析し，学習の問題を理解し，読みや学ぶこととSSSとの関係について知識をもった人に求める科学なのです。もしあなたがどんな問題が読みを邪魔しているのかを見つけられず，そしてそのタイプや起こりうる効果の程度を判断するための読みの困難さについての知識をもっていない人と関われば，あなたは最終的に効果をもたらすことの少ない色を手に入れてしまうこともあります。

残念なことに，色をフィッティングする側の人が，クライエントにその色が本当に必要なのか，もしくはどの色がベストなのかを決めたことがなかったり，トレーニングを受けていなかったりした場合，その人からの助言で，あなたはSSSがあるのにないと言われたり，SSSに効果がないやり方をすすめられて，そのことを信じてしまう危険性があるのです。

多くの人は，なぜ読めないのか，なぜ読書はつまらないと思うのか，挙句の果てになぜ読むことを避けるようになってしまうのか，その理由を理解していません。彼らはただそれが難しくて失望させられることだということはわかっているのです。たいてい，彼らは自分たちが「一生懸命に取り組んでいないからできない」と思っているのです。読みの問題において，不明瞭な視知覚のひずみが存在することについての知識をもっているのかどうか，ということと考え合わせてみてください。そうすれば，トレーニングを受けたスクリーナーや診断士以外には誰もSSSを見つけられないということは明らかになります。

うわべだけの色合わせだと，人は最も見かけが魅力的な色を選んでしまうかもしれませんが，SSSの場合，色は慎重にそして診断的にフィッティングする

という対処法の過程を通して処方されます。フィルターはフィッティングのときの細かい反応に合わせてその色を選択するのです。色をフィッティングする単なる職人ではなく，SSSの知識をもっていることが大切です。

もし，SSSのある人が，自分の読みの問題を改善しようと思うなら，処方されたフィルターの色は，正確にその人の症状に合っていなければなりません。それは簡単な場合でも45分程度，調整に時間がかかる場合では1日半を要することもあります。フィルター（レンズ）作成の工程は，処方された色を図表にし，作られたフィルターにそれを合わせるフォトスペクトルメーターを使って注意深くチェックします。目に見えるわずかな色の変化でさえ，すべて計画された効果を台なしにしてしまう可能性があります。うわべだけの色合わせをしようとする人は，必ずしも色をフィッティングする訓練や準備をしているわけではありません。レンズに色をつけることができるという視力の専門家もいますが，SSSのある人が，その人に依頼をして，完成したレンズが見かけだけで機能しなかったということに不平をもらした人もいます。

4. 対処法を行ったあとに何が起こるか

SSSのある人にとって，適切な有色フィルターをできるだけ早く使うことで，耐えがたかった読みの時間は劇的に変わります。

Before

私は資料が大好きですが，読むのは嫌いです。読むことにかなりの時間がかかり，私は今まで時間内に読み終えたことがほとんどありません。私は宿題を終わらせるために本当に夜遅くまで起きていなければなりません。しかし，大学へ進学したいと思ったら，読むことは避けられません。

After

これ，気に入りました！　すべてが見えるようになった感じです。濁った灰色でなくて，申し分ないくらいのきれいな紙，はっきりと印刷された文字，すべてがそこにあるんです。抜けている文字なんてありません。完璧なんで

す。まるで誰かがブラインドを開けてくれて，初めて私に光が差し込んだみたいです。

Before

私の目は充血していて，かゆみがあるのです。文字が飛び出したり，回転木馬のようにぐるぐると回ったりするのです。時どき，それが有刺鉄線をはりめぐらせたフェンスのようだったり，光が揺らめいたりきらめいたりするのです。

After

最高です！　今は文字が頭の中に流れ込んでくるようです。動いたり，ぐるぐる回ったりすることはなく，すべてが平坦で止まっているのです。これは目の痛みを取ってくれ，そして読むことを楽にしてくれます。私が苦しんだことは誰も経験すべきではないと思います。

Before

時どき，文字がどこかへ行ってしまったり，文字が動き出したりすることがあります。すべてのページには光がわずかしかなく，文字が飛び跳ねたりもします。それは雪目になるような感じです。

After

私は以前よく，読もうとする文字をつかまえることに必死になっていました。今は文字がただ私の頭の中に注がれてきます。比較するものができるまで，私は本の紙面が以前そんなにひどく見えていたものだとは知りませんでした。

Before

文字と行が斜めになり，そしてその後，それらは一緒に大きな黒い列になって動いているのです。ちょっと！　ちょうど今文字がどこかへ行ってしまったわ！

After

　読めます！　一字一句読めるし，あるべき場所に文字があるのです。まるで，誰かがふたを持ち上げて，その中にある物を見ているようです。

Before

　すべてが私の目を痛めつけます。本の紙面を見るとすぐに頭痛が起こります。時どき，胃が痛くなることもあります。読むことは苦痛だったので，今まではほとんど読むことはしませんでした。すべての行が前へ滑り落ちていき，紙面には光る無数のアリがその上を横断しているように見えるのです。

After

　私は何かが違っていたと感じるようになりました。今は，今まで見えていたことが事実ではないことを知っています。そして，文字も何も動かないし，きしんだりもしません。それに，頭痛もなくなりました。これはすべての光を取り除いてくれるので気に入っています。これを使って，私は本を読むことができます。この読みの問題はがまんする必要のないものだと知ったようなそんなすばらしい気持ちが今はもてています。

これらのコメントは有色フィルターをつけた対処法の後に述べられました。

　私は，本を読むときに短時間で読むことができませんでした。文字や文章を飛ばして読んだりしていました。それでも5分から10分以上は読むことができませんでした。それはとてもストレスがたまるものでした。一度，フィルターをかけると，変化はすぐに訪れました。まったく信じられません。今は私が読みたいときに本が読めるのです。ある日，私は2時間も読書をしました。今までにそんなに読書をしたことはありませんでした。本を読み終わると，私は本当の感動を味わうことができました。

　有色フィルターを手に入れる前に，私が読んでいたものは新聞のテレビ欄だけでした。フィルターを手に入れると，私は夫の会社へ行き本を開けて今

までに読んだことがないような本を読みはじめました。夫はそれを見るなり私を抱き上げてぐるぐると回したのです。彼は私の変化に興奮しているようでした。それから，私はすぐに本を買いに出かけました。文章を理解し，私は本当に一字一句を楽しみながら本を読みました。

有色フィルターをかける前は，僕の集中力はとても悪いものでした。よく読書はしていましたが，僕の中にその内容が蓄積されることはありませんでした。授業でも，先生の言っていることが右耳から左耳へと抜けていくことが多かったです。計算をするときに数字が重なったりすることがあり，よく計算間違いをしていました。初めて有色フィルターをかけたとき，その色がオレンジだったのでかけるのが恥ずかしかったです。だけど，今は他の子たちは気にもしていません。僕がとても読めるようになったので，僕のような読みに問題をもつ子たちも読めるようになってほしいと思っています。

リチャードは末っ子です。彼が本を読み，疲れていたりすると，彼が有色フィルターをつけていなかったことはすぐにわかります。この特別な眼鏡はそのように大きな違いを生むのです。夫と私はリチャードに起きたことに喜びを感じていましたが，それは私たち自身の喜びでもあります。私たちは，もはや息子が低い自尊感情と読みに苦しむ姿を見る必要はないのです。

世界が180度変わりました！　文章を読むと自信がなくってしまうので，そのときに私は本を投げたり，叫んだりすることがよくありました。フィルターをつけて変わったことは，仕事ではうまくやれなかったことが，うまくやれるようになったことです。今は，仕事で必要な情報を手に入れることができます。まるで月とスッポンのようです。

私は自分の問題がどんなものか知らなかったのですが，読んでいるところをよく見失ってしまいました。私は自分が読んでいるものを理解するために何回も読み返す必要がありました。今は，行や文章に沿って読むことができ，そこに何が書いてあるのかがわかります。水の中にあるようにゆがんだ文字

だったものが，今でははっきり読めるので大事な部分を取り逃がすことはありません。このフィルターがそんな違いを生み出すとは今でも信じられません。私は愚かではないし，読むことを身につけられないわけではありません。つまり，私は読むことができるということなのです。

　有色フィルターを手に入れることが，この世で一番すべきことだと私は思いました。それは，自分が部屋にひとり閉じ込められたのを，そのフィルターがドアを開けてくれたような感じです。現在37歳で，世界の本当の姿をたったいま，見ることができるようになりました。

　問題が起こったのは大学生のときでした。私は読む負担を上手に処理することができませんでした。文字を近くで読む必要がありましたが，それでも正確に読めるようなものではありませんでした。資料を理解するために何回も何回も読み直す必要がありました。しかし，一度だけ数分間読めることがありました。エッセイライティングはひどいものでした。それは，本を読んだり，調べたりすることが十分にできなかったからなのです。テストの点数も低かったです。フィルターをかけたことで，その違いは劇的なものでした。教科書も読めますし，再読しなくても理解できるのです。長い時間集中して読むこともできます。このフィルターは，私が不可能だと思っていたことを可能にしてくれたのです。

5. フィルターだけでは十分とはいえない

　有色フィルターを単に処方するだけでは，一部の人にはすべての害がなくならないことがあります。視知覚の問題は軽減されるでしょうが，場合によってはそのフィルターを使って完全にその問題がなくなるということはないのです。完璧な効果をもたらすためには光を修正する他の方法と有色フィルターを組み合わせることが時どき必要となるのです。もし，あなたが手術と化学療法もしくは放射能治療を組み合わせれば，患者ははもっとよくなりそうだということを知っていたら，手術だけでがんを治そうとは考えないはずなのです。

白い用紙は，場合によっては有色フィルターをつける人でさえ見にくいこともあるので，極力使わないほうがいいのです。その代わりに，色のついた用紙に文字を書いたり，宿題をしたり，ノートをとったり，テストを受けたりするときに使うことが望ましいでしょう。色の選定は，慎重に行われなければなりません。フィルターと組み合わせて慎重に選んだ色の用紙は読みを楽にしますが，いくつかの色は読みを難しくしてしまいます。

　光，椅子の高さ，持っている本のアングル，文字の大きさ，それらすべてがSSSのある人を助けるために考えられるべき重要な要素なのです。

　ちょうどよい光の状況下で有色フィルターをつけていても，有色フィルムを使い続ける必要がある人もいます。有色フィルターだけでも多くの場面で効果を得られますが，読むときに有色フィルムをさらに用いることで，なおプラスの改善が見込まれるのです。有色フィルターとフィルムを併用する場合，フィルムの色は，単にフィルムを使う場合とは違ってくるので，さらに選ぶ手続きが必要となります。

6. 学習の問題に関わる他の要因

　SSSについてのどんな判断や対処法も，読みや学習の問題に影響をしている可能性のある他の要因を検査せずに行うのは完璧とはいえないでしょう。SSSのみに注目してしまうといいかげんなものになってしまいます。判断方法は，SSSにかぎらず学習に影響を与えるであろういかなる問題についても調べることです。他の部分で問題が見つかったときは，それがSSSにも関係していたのかどうかを判断しなければなりません。SSSがそれらの問題とは別の一因である場合には，当然，学校，職場，家でのフィルターやフィルムの使用が必要となることを強く忠告しておきたいと思います。家で使うだけではなく，もちろん学校にいるときにも，そのようなフィルター，フィルムを使用するということが必要です。

　教育者は一般的に時間をかけて日々学習することや訓練することによるスキルの向上に力を注ぎます。そして教育のなかでは，松葉づえのような補助具とみているのです。

一部の教育者は，それらの方法は教育環境からなくす必要があると思っています。そのような方法を使うことは，自分自身の能力を使うことによる学習やスキルの向上を止めてしまうものではないのかと恐れているのです。

　一部の人には，スキルの向上や学業上の成功を達成できない人がいます。私の調査研究では，大学に入学できた学習障害の人たちは，その都度教育システムと戦い，自分たちの戦術を高めてきた人たちだったのです。学習の成功と失敗との違いは，補助具を用いるような代替手段を使うことだったのです。

　SSS はまれに，読みや学習の問題の背景に，それだけしか要因としてない，ということとして発見されることもありますが，ほとんどの場合は，他の要因も存在しており，その一部でしかない，ということを覚えておいてください。

第10章 まとめ

　スクリーニングとその対処法を受けた人はどのようになるのでしょうか。SSS のある人は，第8章・第9章に述べたようなやり方で，フィッティングをしたフィルターを眼鏡のようにして装着するか，あるいはさらに光が入りにくくするために，眼鏡の周りをふさぐゴーグルのようなものにフィルターをつけました。さて，その後，どのようになるのでしょうか。

　SSS のある人に対するフィルターの効果とその影響は人によって異なってきます。学習するということは単純な問題ではないので，SSS 以外にも多く存在する要因を十分に考えなければなりません。学習にはさまざまな段階がそこには存在します。読みの問題は，その他の学業上の困難さとは関係がないかもしれません。その他に多くの要因が存在することも考えられます。人は，それぞれ異なった能力の強さや弱さをもっています。それらのあらゆる要因が，SSS の対処法によって有色フィルターをつけた人の成功の程度に影響するのです。

1. SSS が唯一の問題だとしたら

　理想的なシナリオとして，SSS が唯一の問題としてある人にとっては，読み

や学習のみではなく，他のことも同時に改善されていきます。

　SSSのある人は，視知覚のひずみが読み能力を妨害していることから，読みの困難を抱えています。たとえ今までSSSが原因で，彼らがもっているさまざまな優れた能力を使えなかったり，能力を複合的に使うことができなかったとしても，彼らはすでにその優れた能力をもっているのです。彼らは，十分な視覚語彙の数や読解力をもっています。彼らは読むときに，文脈のヒントを使ったりしながら読む内容についての情報を理解することができます。彼らは，読解するために意味のあるものとないもの，必要なものとそうでないものを詳細に区別することができます。一度視知覚の問題が取り除かれると，さらに落ち着いた状態で，優れた能力を有効に活用することができます。

● 対処後はどうなるか

　SSSがあっても，対処法を講じられた人は，幸運な人たちです。対処後，彼らは劇的な変化に気づくことでしょう。そして，新しい読み方に慣れる必要があるでしょう。すなわち，これまでの逐字読みから，もっと速く読むことに慣れなければならないのです。初めは，読むときに3文字以上の文字を同時に見ることに慣れないかもしれませんし，1ページをざっと見たり，意味を読み取ったり，休むことなく読んだりすることにも，慣れていないかもしれません。彼らが，文字や単語からすぐに意味を理解できることも，繰り返し文章を読む必要がないということも，受け入れて慣れるまでには，しばらく時間がかかります。彼らは，SSSを補う能力として高めてきたものを使って，読み方のパターンを変えていくことでしょう。彼らは無意識に，そのパターンを止めることはないでしょうから，そのパターンではなくても読みが身につけられることが確信でき，その変化を経験し，違いがわかることがこれから必要になってくると思います。SSSの症状がなくなるというよい出来事にも，調整する期間が必要なのです。

2. SSSが唯一の問題でなかった場合

　それ以外のタイプは，SSSであるうえにさらに，読みや学習を困難にする複

数の要因を抱えている人たちです。これが最も一般的なタイプです。SSS以外に多くの要因があればあるほど，SSSへ対処したことのために起こるよい変化は小さくなってしまうでしょう。SSSは単なるパズルの1ピースにすぎないのです。他の読みや学習の問題がある人にとって，SSSの対処法は，視知覚の部分にだけ焦点を当てたことになります。たとえば，文字を知らなければ，ただ読みやすくなったからといって，すぐに文字を読んだり理解したりできるということではありません。このタイプに属する人たちは，彼らが抱える読みや学習の問題に対処するために，治療教育を受け続けるか，他の指導法を見つけ出す必要があるかもしれません。

　読むことにおいて，SSSと直接関係する問題，すなわち文字が印刷されている紙面が見やすくなっても，問題は改善されない場合があり，人は失望したり，混乱したりすることもあるでしょう。視覚語彙が制限されたり，治療教育が必要になったりすることもあります。たとえば，細かい部分を理解したり，文章を解釈するうえで分析的な読みのスキルを向上させたりする必要があるかもしれません。読むということは非常に複雑なのです。

　このタイプの人のなかには，小学校に通うような幼い子どもも含まれます。SSSによる視知覚の問題が原因のなかの1つで，彼らは当然それまでに学ぶべき基本的な音読スキルを身につけていません。それゆえに，そういった子どもたちはそれらの基本的なスキルをまた学ぶ必要があるのです。親たちは，実は子どもが教えられた基本的な音読スキルが身についていなかったということを恥じてはいけません。

　例をあげてみましょう。SSSのある子どもは，本を読んでいるときに文字の背景である白い紙面が文字や文字の一部を切り取っていってしまうことに気づくかもしれません。しかし，それは，文字を切り取ってしまうだけではありません。そうではなく，背景である紙面は，ピリオドやカンマ，その他の句読点のような文の区切りを実質的に見えないようにしてしまうことがあります。読むことにおいて，当然必要な活動の1つが，句読点をどのように読むときに利用するかを理解させることです。もし子どもたちが，それまで句読点を見たことがなかったとしたら，それは問題でしょう。SSSの問題が解決されたとき，初めて子どもが，句読点を見ることになっていたとしたら，その句読点が何を

意味するのかをちゃんと教えてあげなければなりません。そしてもちろんのこと，書くときにもそれをどのように使うかを教える必要があるのです。

　ある子どもたちは，単語の文字すべてが見えなくても読めるようなコツを身につけました。彼らは文の最初と最後を見てなんとか推測しながら読んでいたのかもしれません。中心になる文字が激しく踊っているように見えたり，前後に移動したりして見えていたのです。有色フィルターを使って初めて「わぁ，これが文字なのか！」と感嘆したことでしょう。その後，彼らは語彙を増やし，目で見た文字や単語と耳で聞いた音や単語とを統合していき，書き取りの練習からもそれぞれの文字がさらにはっきりと見えるようになり，ある1つの文字の視覚イメージをもつように改善していくのです。

他の問題が SSS をぼやかしてしまう場合

　その他の人たちは，SSS 以外の問題が大きく，SSS の影響があっても非常に小さいこともあります。この場合，SSS が改善されることによって，最も恩恵となることは，その人が長い時間，読んだり書いたりする作業ができるようになるということです。しかし，それは，彼らが今まで以上にうまく読めるようになったり，読むことが楽になったり，読み方が自然になったりするということを意味してはいないのです。そういった人には他にもっと重度な読みや学習の問題があり，SSS への対処法以外の対応が長期間続けられなければなりません。

　SSS の対処後に，まだ重度の読みの問題をもち続ける子どもは他の治療を続ける必要があると思います。SSS が改善されれば，視知覚のひずみが軽減されたり，なくなることにはなります。そうすると子どもたちは作業が長くできたり，読みのスキルを磨くことに集中できたりすることで，これまで読みを妨害してきた視知覚の問題がなくなっているということを感覚的に味わうことでしょう。しかし，その他の治療教育や教育的介入は必要不可欠なのです。

　同じような問題がある大人はまた異なる状況にいます。彼らは読書をせずになんとかやっていく，もしくは極力読むことを避ける，もしくは他の人に本を読ませるといった方法を使いますが，読む能力に急激な変化がないかぎり，読むことを避ける生活に慣れてしまっているのです。たとえば，個人指導や治療

教育を受けたのにもかかわらず小学校2年生程度の読みのレベルである34歳の男性が，有色フィルターを使いすぐに読めるようになりたいと思っていたとします。しかし，彼が読むときに経験した視知覚のひずみはごくわずかで，読むことを妨害するというよりも読むことに不快さを与えたという程度だったかもしれません。そうすると，有色フィルターを装着しても，読みのレベルはそれほど改善せず，わずかにしか読めるようにならなければ，SSSである可能性はほとんどなかったのかもしれません。

3. SSSはあるが解決策が見つからない

　SSSがあり有色フィルターによって助けられる可能性のある人のうち，約6％は救われていません。それらの人は，表面上SSSである基準をすべて満たしているように思えますが，フィルムやフィルターでは彼らに大きな変化をもたらすことができないのです。フィッティングは試しているものの，何の変化もないのです。だから，あなたは尋ねるでしょう。診断にはおよばないのではないかと。

　もし，その人たちが，SSSがあるかどうかの診断を求めても，そのときには救われない6％のなかにいるのか，救われる94％のなかのどちらにいるかを知ることはできないでしょう。その人がSSSの対処法を行って救われる94％のなかに入っている可能性がある以上は，診てもらうほうがよいのだと思います。たとえSSSの対処法で読みが見かけ上あまり改善しなくても，少なくとも彼らは「自分が愚かだから読めない」などのように自分のことを責めることはなくなるでしょう。それは，どうして読むことが難しくてうまくいかないのか，自己理解のための助けとなります。彼らは「自分が何か間違っていることをしている」「何かやらなければならないことをしないからできない」「もっと一生懸命に努力しなければならない」というように，自分を責めることをやめられるでしょう。もし，まだ彼らが学校に行っている年齢ならば，進学したり，就職するときなどに，学校の教職員は，彼らのために，ふさわしい紹介状を書いてくれることでしょう。たとえば，他の人が本を読んだものを録音して聞かせてもらったり，誰かに本を読んでもらったりするような方法をとってもいいと

いうことを子どもに改めて伝えることもできるでしょう。

　ケビンは，大学に行こうと一生懸命勉強していた子どもでした。人からは，本を読めるようになることが大切だと，教えられてきました。彼は，学校生活の大部分の時間を特別支援のチューターと読みの専門教師と過ごしましたが，彼の読みの問題は改善しないままでした。16歳のときに，彼は自分の読み能力が改善しないという虚無感が原因で自殺を考えるようになっていました。彼は本を見たときに，一度に1文字だけは認識することができました。しかし，それだからといって，彼の読みがよくなることにはつながるものではありませんでした。ある日，学校で，彼の問題が公的に認識されると，学校は「補習がケビンの読みを改善することにはならない」と理解し，口頭でのテストや録音された本を使うことを許可しました。3年後，彼は優秀学生として大学1年を終えました。

4. お手上げ状態

　多くの人が，自分に存在する問題が，治療教育に時間をかけることで完治するものだと信じています。そういった人たちは，SSSというものがあることを現実の問題だとは考えていません。そして，こう思っているのです。子どもはただ一生懸命やるべきだ，と。しかし，SSSの問題は現実に存在するのです。時間が解決してくれるということはないでしょう。そして，SSSの対処法などによる視知覚の改善を行っていないと，その見え方のゆがみが，読みと学習の過程において直接的で継続的な影響を与えてしまいます。

　驚くことに，たとえ自分たちが助かるとわかっていても，全員が治療教育を急いでいるわけではないのです。どうしてでしょう。そこには「何らかの要因がある」ということに対して計り知れない恐怖感や拒絶感があるのかもしれません。積極的に治療教育に取り組んだり，他の何かに取り組まないといけないと思うこととは，異なる反応となるのでしょう。人は，自分に問題が存在することを否定したり，検査されたりすることを拒むこともあります。なかには，新しい知識によって考え方を変えることよりも，今自分の知っていることを中心に，自分の生活を考えていくことがより楽で快適だと思っている人もいるの

です。知っていることが，困難さを改善しなかったり，再度失敗を招いたりして，それらを埋め合わせる方法が必要だとしても，最低限，自分がこれからどうなっていくか，そしてどんなことが起こるかを想像することができるのです。

　そのような人たちは，自分が変わりたいという自分の気持ちに気づかずにいるので自分の困難さに関する新しい知識とその対処の過程をも拒絶してしまいます。困難さが改善していく変化，その変化がもたらすであろう新たな転機や新しい可能性を受け入れることはできないのです。彼らは，その対処法の過程が，読んだり学習したりする能力を本当に変えられるのか，本当にもう失敗はしないのかをあれこれ考えてしまい，もしかしたらうまくいくかもしれないということを考えはじめられないのかもしれません。うまくいくのではないかということを考え期待し，そしてそれができなかった場合，かえって失望が大きくなってしまいます。そのようなことからも，人々は時に変化を恐れ，今までしてきたことに固執してしまうことがあるということです。ある意味では，これは成功に対する恐怖なのです。

5. 成功パターン

　実際には，ほんの少しだけ成功をしても，「ほんとうにできるようになったのかな」というような恐怖感が伴ったりします。成功には，ほんの少し成功してもまた失敗し，さらにチャレンジして，そしてまた失敗するということを繰り返す過程があります。そんな成功と失敗の繰り返しの過程が最低1年くらいは続きます。本当の成功のための変化は，長い年月がかかるものなのです。

　親と教師は，何か少しでも変化すると，子どもの困難さがすぐに改善されるのではないかと期待をします。しかし，それは困難の要因に対する対処法の過程が機能していないわけではなくても，失敗したりすることや成績が振るわないことはしばらく続きます。もし子どもの成長過程をチェックするならば，子どもが失敗しているなかにも時どき成功が混じってきていることに気づくでしょう。そして，その成功のためのパターンやコツがわかると，そのような成功はますます子どもの学習パターンの一部となっていきます。時間がたつと，その成功はもっと明らかとなり，回数も増えていきます。

1つひとつの失敗の体験は，次の過程での成功の可能性を高めるよい学びとなるのです。そこで，親と教師は，子どもを責めるのではなく，子どもが失敗するたびにそれを修正し，成功したらほめてあげなければならないのです。

6. 成功を妨げる要因

　有色フィルターは，背景としての紙面から読みたい文字への妨害を最小限にするのに有効な手段です。それによって読み書きといった作業に要する視知覚が改善されるのです。
　しかしながら，読みや学習のなかで，見え方のゆがみが最小限になるかあるいは消滅すれば，困難のすべてが改善する，という保証はないのです。
　有色フィルターの装着によって視知覚のひずみが改善したにもかかわらず，多くの他の要因が，読み書きその他の学習スキルの改善の程度を抑えてしまうことがあります。
　一度，視知覚のひずみがなくなることによって，読みの習慣が身につけば，その他の困難にも部分的にはスキルを磨くことを促進させるに違いありません。視知覚のひずみが改善することによって，もし，「読もう」とか「学習をがんばろう」というような意欲を高められれば，高度なスキルなしにはできないことさえやってのけてしまうこともあります。

● 仲間からの圧力

　社会のなかで，仲間からの圧力が重要な問題となることはよく述べられることです。人は，自分の弱点を隠す傾向がありますので，仲間が，その人の欠陥に気づくことはあまりありません。仲間からの圧力は，青年期や思春期に最も感じる傾向があります。友だちから受け入れられることは，学校で成績が上位になることよりも，若者にとっては重要かもしれません。その結果，SSSのある人が，有色フィルターを処方されても，それを装着しなくなるかもしれません。なぜなら，有色フィルターの色が目立ち，「なんでそんな色のレンズをかけているのか」などと取り上げられ，望まないところに注意が向けられることがあるからなのです。

なぜ，そのようなことが関係するのでしょうか。まったくの誤りなのですが，読みや学習に問題がある人は，すべてが知的な遅れや問題をもっていると考えられがちです。実際には，学習障害がある人は平均的な知能をもっているのです。しかし，慢性的に学習の問題を抱える人は，自分に対する自信のなさが，さらに学習の困難を加速させてしまいます。

　それに対して，打つ手はないのでしょうか。仲間から受け入れられることと視知覚の改善の両方が重要であるという点からいうと，折衷案としては，仲間からの圧力が原因で有色フィルターを装着したくないと思っているSSSのある子どもとは，十分に議論しなければならないでしょう。どんな場合でも，どこを見ることにも有効な有色フィルターを眼鏡のように装着する代わりに，配慮としては最小限かもしれませんが，たとえば「授業中のみ有色フィルターを装着する」「板書をするときのみ有色フィルターを装着する」「有色フィルターを装着しないでノートの色を青色にする」など，補助具の種類を変えたり，利用する時間や場面を限ったりするほうがよいのかもしれません。少なくともそのような方法でも，両方の重要なものを勘案して場面によって補助具を使用し，その種類を変えたりする必要性がある場合もあります。

● 行動の問題と自尊感情の問題

　SSSのある子どもは，そうでない子どもに比べ，学校生活や学業において困難やストレスを感じる時間を多く過ごしているでしょう。大きな気力や努力を費やしても，わずかな結果しか出せないでいるのですから。そして，努力をしたところで，仲間や教師から，賞賛どころか批判を受けることになったりもするのです。否定的な場面に長期間耐えていると，SSSのある人の多くは自分に自信がもてず，低い自尊感情をもつようになります。それが引き金となり問題行動を露呈するということもけっして不思議なことではありません。

　このような子どもたちはなぜ暴れたりするのでしょう。その子どもたちが，授業中なのに周りの子どもと大きな声で話をしたり，他の子どものやることをわざとまねてあざけったり，空想にふけったり，他の子どもの邪魔をしたり，他の子どもに乱暴をはたらいたりしはじめても，それは驚くことではありません。もちろん，教師は，子どもがそのような状態になることを望んではいませ

ん。当然，そのような行動をしてしまう子どもたちに向けられる否定的な感情が表れることも驚くべきことではありません。

　有色フィルターが，子どもの読みをうまく改善したあとでさえも，子どもの不適応な行動パターンを減らす努力は，家庭と学校の両方に必要なことです。子どもの自尊感情を高めるための支援は必要です。子どもは，教科書を読めるようになったとしても，より心地よく感じられる時間や支援が必要になってくることは疑いのないことです。そして，そのような周りの支援があると，彼らの行動も変わってくることでしょう。それが達成されるまで，子どもに対する精神面の支援は続けられなければなりません。

● 脱，習慣

　SSSからくる困難のために，子どもは，授業に参加すること，宿題をすること，読むこと，勉強することを避けることを身につけてしまっています。あなたはうまくできそうもないことを積極的にしたいと思うでしょうか。どんなに努力してもできないことを積極的にしたいと思うでしょうか。うまくいかないのではなく，少しはうまくいきそうな方法を提示することがなければ，できないからやらないという言い訳を認めざるをえなくなってしまうことになります。

　SSSに対処して，その症状の多くが消え，読むことが以前よりもうまくいくと，それですべてがいいわけではなく，これまで長年積み重ねてきた習慣もまた変えていかなければなりません。習慣を変えることについて躊躇すると，うまくいくものもいかなくなるでしょう。

7. 学校はどのように支援できるか

　学校の組織のなかにいる教師や他の専門家たちは，学校のなかでSSSのある子どもを助けられるさまざまな方法があるということに気づくことが大切です。子どもの多くが，その大部分は未開発なままの可能性をもっていますから，それはとくに大切なことなのです。

　特定の波長の光が，SSSのある子どもの問題に関係していることがあります。その場合，学校でも，環境のさまざまな工夫で，SSSのある子どもの問題を和

らげることができます。たとえば，ノートの紙の色を変え，黒白のコントラストが強い状態を何らかの色をつけることによってコントラストを修正したり，部屋や教室に蛍光灯ではない照明をつけたりするなどです。

● 照 明

　薄暗い光もしくは柔らかい自然光の下では，SSSのある子どもはもっと快適かつ効率的に，そして長い時間本を読むことができます。彼らにとっては蛍光灯の光というのは，とくに読書には困難な光なのです。それは，見るものの刺激の強さを加速させるだけでなく，見え方のゆがみを促進してしまうのです。

　このようにSSSのある人の問題に対して，照明に関する対策を講じることが大切です。たとえば，ある人たちには，ブックスタンドを使うことによって，紙面の表面のまぶしさを弱めることができます。ブックスタンドで固定した本は，紙面からのまぶしさを軽減させるような快適な角度をずっと維持することができるのです。つばつき帽子や日傘など，日よけのための用具の使用は，まぶしさから目を守ってくれて，SSSのある人の読む能力を改善させることができます。しかし，一部の学校は，学校のなかで帽子をかぶるという，規則の例外を認めないことがあり，彼らのやる気や意欲を奪ってしまうのです。

　学級担任によっては，窓の近くに子どもを座らせ，蛍光灯を消してあげるなどの工夫をしてくれています。そうすることで，一部の子どもは，自然光で快適に本を読むことができます。

● 紙の色

　白い紙面に黒い文字というコントラストが強い状態が，たいていの読者には最も読みやすいものだと思われています。しかし，SSSのある人にとって，それは最も読みにくい状態なのです。それは，SSSの症状を促進したり，見え方のゆがみを増強したりしてしまいます。文字を読むときは別として，とくに文字を書くときには，有色フィルムをかぶせて使うことはできません。その代わりに，特定の色がついた紙で作られているノートや用紙を，授業や宿題，テストのときに使うのです。どの色が，その子どもにとって最も効果的な色なのでしょう。ベージュ，黄色，橙色，ピンク，青，緑というさまざまな色が，SSS

のある人の見え方のゆがみを減らしたり，見やすいコントラストをつくることができます。最も効果のある色の紙は，その人の最も効果のある有色フィルムの色と似ているでしょう。1人ひとり効果のある色は異なりますが，もし多くの人に有効な色が必要なら，グレー，ベージュ，あるいはリサイクル紙などがいいかもしれません。それらを使うことをすすめます。

● 他の修正

　他の教材や配慮が，SSS のある子どもを助けることもあります。読み教材はSSS のある人の真正面に置かなければなりません。SSS のあるすべての子どもは，自分の本を持つべきなのです。他の子どもと同じ本を読むなど一緒に教材をシェアしようとすると，さらに見えにくさの問題が出てきてしまうことがあります。

　SSS のある子どもは，強い光の下にある黒板でも問題が引き起こされてしまったり，オーバーヘッドプロジェクター（OHP）を使って映し出されたものにも見えにくさを感じる傾向があるのです。黒板に文字を書くときには，色つきのチョークを使うことだけでも読むことがやや容易になることがあります。学校は，教材が OHP を使ってスクリーンに映し出されるときに，SSS のある子どもは，やはり見え方がゆがむというような潜在的な問題に直面していることに気づかなければなりません。それに対しては，たとえば，SSS のない他の子どもに，黒板や OHP で映し出されたスクリーンの文字を手元のノートなどに書き写してもらうことも必要でしょう。そうすることで SSS のある子どもはよりよい状態で文字を読むことができるでしょう。そして，文字情報は，可能なかぎりその人の見やすい色の用紙に印刷されていることが望ましいのです。

　いくつかの学校では，黒板ではなく，またホワイトボードでもなく，ベージュやグレーの光沢のないボードを使っています。その色は珍しいのですが目にとても優しいのです。

　また，黄色，ピンク，もしくは他のパステルカラーのマーカーペンは，読みにくい文字を子どもが読むときに助けになります。それは子どもに正しい位置に数字を書かせたり，数学の計算をさたりすることにもなりますし，重要な情報にマーカーで印をつけることによってその情報を明確に認識させることもで

きるのです。

● 支援サービス

　SSS があるためにどのように見えたのかだけではなく，SSS の対処法を行った結果として生じた重要な変化も，その後の支援サービスは非常に有用性のあるものとなります。どの支援サービスが有効でしょうか。心理学者，カウンセラー，治療教育の専門家，その他の人たちと過ごす時間は，SSS のある人誰もが経験する変化を受け入れるための支援として貴重です。もちろん，それらの専門家は徹底的に SSS とその影響について知りつくしていなければなりません。

第11章 今後に向けて

　学業で優秀な成績を収めようと強く望んでも，それがうまくいかず長い間失望している人たちがいます。彼らは，課外活動にも参加する時間や機会がないほど，学校の勉強を終わらせるために多くの時間を費やす必要があります。そのため，彼らは学級のなかでただひたすら時間を費やすために，社会的な生活，友情，息抜きの時間を犠牲にしてきているのです。

　SSSのための対処法であるアーレン法は，学校や職場で，読んだり書いたり，コンピューターを使う必要がある子どもや大人に，改善のための選択肢を与えるのです。すなわち，アーレン法は視知覚に問題をもつ人たちに，勇気と希望を与える方法なのです。SSSのスクリーニング検査から得られた特性は，彼らの学校や職場で，学業や仕事が首尾よくこなせないことについて，その個人が「努力をしない」ため，そのようになっていることではないことを伝えるものです。それは，周りの期待にそえるようになるために，彼らが抱える困難さを改めて明らかにするのです。自己嫌悪や恥を感じる必要はなく，むしろ改善する方法があるので，より輝かしい未来を楽しみにできるようなことなのです。さらに重要なのは，SSSはこれまで悩んできた困難に対して素早く改善の変化をもたらすことができる解決方法を備えているのです。SSSを判断するために開発されてきたスクリ

ーニング検査や対処法はよい結果をもたらしますが，まだまだやるべきことはたくさんあるのです。

1. 研究の発展

　私は，1980年代初期から，数百万のSSSのある子どもや大人に対して，色を使うことによって読みや学習面の改善をしてきました。しかし，この方法が受け入れられるようになるためには，まだまだ世界中の名高い教育研究機関による研究がさらになされなければならないと思っています。世界の人たちが研究をすることによって，なぜアーレン法の過程がSSSのある人の困難さを改善するよう機能しているのかをさらに理解することができるからなのです。1つには，アーレン法が有効である背景には理由がありますが，それが研究によって明らかになれば，人々に，アーレン法がより受け入れられることになります。多くの研究がなされることで，アーレンの専門家が行っているアーレン法の過程が有効であることを証明できるうえに，アーレン法によって効果が得られた人たちが，どうしてそのように改善されたのかを明らかにすることができます。

　この本の初版の出版以降，アーレン法に関する教育的，医療的，生化学的な研究が専門誌に掲載されてきました。視知覚過程に問題があるために起こる視覚処理のひずみは，読みの困難と読むときの不快さの両者に関係することを示す根拠があります。現在は，さまざまな研究団体が，有色フィルムと有色フィルターの使用によって，困難さが改善していくことを支持しています。

　研究には，読みと学習の問題があるとわかった子どもから何ひとつ特定の読みや学習に問題のない子どもや才能のある学生まで，アーレン法によって効果が表れる子どもがいることが報告されてきています。それらのなかには，本当は学習にとても時間をかけているために，表面的にはすばらしい読みのスキルをもっているように思われる子どももいます。一方では，読むことに重篤な困難があり，読む活動を避けてしまうような読みの問題，注意の問題，学習の問題のある子どももいます。そのような子どもから，読みや学習の課題に一生懸命取り組んでも，できるようにならないということを，私たちは教えられるのです。ある研究では，一度フォニックッス（発音とつづりとの関係を教える教授

法）や基本的な音読スキルを学ぶと，流れるような滑らかな読みやその理解ができるようになるので，SSS は 2 次的なハードルに見えてしまうということもあります。

　この新しいアーレン法を，脳の研究からみる神経科学の研究では，SSS のアーレン法による変化を，生理学的な知見から実証しているものもあります。また，ある研究では，視知覚のひずみを取り除き，脳の効果的な視覚情報処理を助けるので，アーレン法は，脳が正常に機能を果たすための脳機能のバランスを支援していることを示しています。

　SSS のある人には，個別に異なる生理学的な要因があることを示す研究もあります。有色フィルターの使用前，使用後の状態に関する調査研究は数多くあり，年々増え続けています。

2. 教育における SSS

　多くの教育的な研究は，読みと学習またはその一方の問題をもつ人のためのアーレン法について研究をしています。有色フィルムまたは有色フィルターの使用によって読み速度，読みの流暢性，そして読解を改善した研究だけでなく，SSS のスクリーニングと対処法は，教育的で経済的な利益を学校に与える，なくてはならないものであるという研究もあります。すべての子どもに対して，学齢期の間に，SSS があるかないかの検査を何度かするべきなのです。専門家が，SSS の問題を見つけ，それを改善するのが早ければ早いほどよりよい効果をもたらすことができることでしょう。SSS に適切に対処することによって，費用対効果の高い改善方法を，学校組織に提供することでしょう。

　SSS の検査や対処法はどのようにして，子どもや学校を助けられるのでしょうか。ある研究では，SSS を見つけられなかったり，改善させられなかったりした場合には，読むことについて教育を受けさせたり，どんな特別な指導をしても，改善はないということを示しています。これまで教育の分野では，特別支援教育，放課後の支援プログラム，夏季の学習プログラムなど，SSS のある人の問題を改善しない専門的な読みプログラムを SSS のある人に行い，多くのお金と多くのエネルギーを注いできました。親たちは，子どもの読みや学習

が改善しないことに怒り，教師たちはいら立ち，そして子ども自身も「自分は落ちこぼれだ」と感じてしまっているのです。専門家がSSSを見つけその問題が解決できると，SSSのある子どもは，SSS以外の簡単には解決できない問題のある子どもに対しても，学校にいる少数の支援者と資源を提供することができるようになるのです。それは，他の子どもたちの利益にもなり，それだけでなく，学校区の総経費の削減につながるのです。

● ためらい

　子どもがSSSの検査を受けて，有色フィルターがその問題を改善したときでも，教室ではそれがむだになってしまうことがあります。その過程の重要性を認識していない専門家たちは，逆効果だという意見を述べています。そういう人は，たとえば，「君がどうしてその眼鏡をつけているのかわからないな。そんなものをつける必要なんてないんだよ。もし一生懸命やりさえすれば，君はどんなことでもなんでもできるんだよ」などと，子どもに言ってしまうのです。子どもたちが教室でアーレンの有色フィルターを使い続けられるように，受け入れられやすい環境や支援があることは大切なことなのです。

　私は，中学校や高校で，個々人に適切な有色フィルターなのに，ただのサングラスをかけていると思われ，そのフィルターを装着することを禁止されてしまい，やめざるをえなかった生徒がいることをみたことがあります。彼らの学校ではサングラスをかけることが許されていません。過剰な光を阻止するための帽子やサンバイザーも同様です。帽子などは，とても手軽に使えて，蛍光灯の光からの緊張と疲労を軽減してくれる効果があるにもかかわらず，生徒たちは教育的環境でそれらをつけることを許されていないのです。

3. 標準化検査

　標準化された読みの検査は，読みを成功させるために不可欠な，特定のスキルだけに焦点を当てており，他の問題には焦点を当てていません。教育者は基本的な音読スキルを学べば，訓練によって流暢さや理解は自然に獲得できるものだと信じています。しかし，SSSのある人にとって，それはまったくの見当

違いな思い込みなのです。SSS は，読むときの快適さというような，読みスキルとはまったく違う構成要素と関係があるのです。SSS を含めて，読みの問題に影響する構成要素である要因を測ったり識別したりする標準化検査はありません。もし，あなたに SSS のあるお子さんがいるとしたら，それを知る唯一の方法は，SSS のためのスクリーニング検査を受けさせることなのです。

　学習の困難には多くの要因が存在します。まだ明確なことはわかってはいませんが，それらの要因の影響は大きく，学習の遂行を司る多くの脳の領域に影響を及ぼしているのです。悲しいことに，それらは現在，学力に関しての問題を見つけるために使われている標準化検査では，そのすべての要因が発見できません。SSS は見落とされてしまっている領域なのです。それでも，SSS はパズルの 1 ピースであり，さらにもっと多くのパズルのピースが見つけられなければならないのです。

　SSS は，それに苦しむ人に，見えている世界をどう理解するのかということに影響を与えます。しかし，標準化検査には，「文字を読もうとするとき，そのページはどんなふうに見えますか？」という質問はありません。もし，そのような質問があれば，それに対して「文字はごちゃまぜになったり，波打っていたり，浮き上がってきたりします」「背景である紙面は煩わしいし，それが変化したりもするんです」などと訴えることもできるでしょう。一般的な治療的教育や読みの訓練は，こういった答えを扱うまでに至っていないのです。

　SSS は，見えるものに対して視知覚のひずみの影響を多かれ少なかれ与えています。さらに，教室や職場の照明の下で，強い光沢のある白い紙面に黒い文字が印刷されている白黒のコントラストが強いものを読むときには，その照明が読みや注意力にかなりの困難を与えてしまうのです。

● システム不足

　この本の出版には，知らない人に SSS を知ってもらうということと，実際の学習の過程を客観的に研究してもらうように専門家や教育者を励まし続けることのねらいがあります。読みの困難さの要因を今日の知られているものだけと考えずに，困難さを改善するためさらに最新の方法があるのではないか，というように先を見るようにしましょう。

専門家は，まだすべての答えを得ているわけではありません。学べない，もしくは何かを成し遂げることができない子どもたちがいても，彼ら自身はけっしてそのような状態を望んでいるわけではないのに，私たちのような専門家にも，彼らの学習の問題に関する明確な要因を見つけることができていないことがあるのです。

　あなたは，子どものころに，自分のことを「愚かだ」と思っていたり，意欲をもてなかったり，失敗ばかりすることで大半を過ごさざるをえなかった子どもたちを，どれくらい見たことがありますか。めったに見られないほど珍しいものではないと思います。「やる気がない」とレッテルを貼られた子どもに会えば，あなたは，その子どもがそういった子どもだとわかるでしょう。不運なことに，子どもの問題を究明するなかで，教育システムには限界があり，不適切で不利なレッテルを貼ってしまっているのです。最良の診断方法とは何でしょうか。困難を抱える人に聞いてみてください。驚くことに，適切な質問をすれば，そういった人たちは，自分が読めない，できない，その理由と困難の本質的な答えを聞かせてくれるのです。

　私たちの教育システムが多くの子どもたちを支援できるかどうかは，彼らの問題を正確に診断するためどのような質問をするか，観察するかによって決まってきます。臨床面接を取り入れ，診断のための検査時の行動観察は，その結果に説得力をもたせることになります。医学の専門家は正確な診断のために，症状をよく聞き，その人の行動を観察します。それは，必要不可欠なものです。教育でも同じことをするべきでしょう。教育の分野では，子どもの問題を見つけるため標準化検査を行うことに執着してきました。あいにくそれは，自分についての状態を聞いたり，行動を観察したりといった必要不可欠な側面をややおろそかにしていることに至っているのです。どれだけ多くのパズルのピースが見つけ出されるでしょうか。どれだけ多くの子どもを助けられるでしょうか。子どもたちは私たちにとって最も価値のある存在なのです。私たちが答えを見つけられるかどうかで，子どもをむやみに苦しめてはならないのです。

　おそらく，SSSのある人たちのなかには，治療教育も多様な指導法も両者とも含んだプログラムを必要としている人もいます。SSSの対処法であるアーレン法は，他の指導法を補足する役割をもっているのです。アーレン法は，見え

方の障害物を取り除くのであって，教育，治療，もしくはセラピーに置き換えられるものではありません。私たちは明確で確固たる安定した視知覚をもっているために読むことができるのであって，安定した視知覚は学習をするためのいわば基本的な建築用ブロックのようなものなのです。それは，子どもに熱心に読みや学習に従事させ，学級での活躍の場を与えるものです。また，大人に対しても，より熱心に仕事に打ち込んでもらい，視覚にかかわる神経組織を正しく機能させられるようにするための確固たる基礎となるものです。アーレン法は SSS の症状を見つけるための独特なアプローチを行い，読めない原因になっている根源の 1 つを明らかにしていくのです。

● 環境のなかの SSS

環境をよりよい状態に保つことは，光の知覚や視知覚に安らぎと快適さを与えることができます。現在，学校や職場は SSS のない大多数の人に合わせられたものです。つまり，ほとんどすべての場において，まぶしい光源があったり，蛍光灯があったりするという状況なのです。SSS のある人にとっては，最も読みにくいものであるにもかかわらず，白紙に書かれた黒い文字が一番読みやすいコントラストだとみなされています。しかも光沢のある白い紙面が最もよいと思われています。教科書，説明書，またはホワイトボードのどれであろうとそうなのです。普通私たちは，光や色に対する快適さや照明の種類について深く考えたりはしません。それゆえに，現在まで配慮されていなかった SSS のある人たちにとって，よりふさわしい簡単な修正方法がそこにはあるのです。もしかしたら，それは SSS のない人たちにはわずかな効果しか生じないかもしれません。しかし，SSS のある人たちには大いに助けとなるのです。

4. アーレン法と SSS 以外の問題

有色フィルムを使って救えるタイプの人がいます。その人たちのなかには，ADHD（注意欠如／多動性障害），TBI（外傷性脳損傷），脳震盪，むちうち，ASD（自閉症スペクトラム障害），頭痛，その他の病的な状態など，さまざまな状態をもつ人たちがいます。それらの問題となっている要因とは関係なく，

この人たちには，SSS のある他の人と同じような問題をもち，色を使うことでその問題を和らげることができるタイプの人がいるのです。

　固定観念は忘れ，症状を注意深く診ていきましょう。アーレン法は，光の感覚に関係する視知覚の問題，視知覚の過剰な負荷，読みの問題，知覚統合と距離感の困難さ，身体的な問題の諸症状にアプローチするのです。私は，医療的な治療について言っているのではなく，読みの問題と同様に，ある一部の人たちにとっては，アーレン法がその症状を和らげるパズルの 1 ピースなのかもしれないということを言っているのです。

● ADD（注意欠如障害）

　学校の教師は，親に対して，あなたの子どもが落ち着きがなくそわそわしていて不注意な子どもだと説明します。よく見ると，その子が妄想にふけっていることがあったり，作業を始めたり終わらせたりすることに困難があるということがわかります。学校は，あなたの子どもに ADD（注意欠如障害）または ADHD（注意欠如／多動性障害）があるのではないかと判断し，有効な薬物治療をすすめてきます。

　しかし，家では，あなたの子どもはじっと座り，お気に入りのゲームをし，何時間でもテレビを観ていているなど，集中していたりするのです。あなたは，ADHD の薬物治療では解決しないことを感じ，薬物治療に抵抗を感じます。そんなとき，あなたの子どもは，学校では間違った見方で見られているのではないでしょうか。

　現在研究で，多動性があってもなくても注意欠如をもつ子どものおよそ 33 ％は薬物治療の効果はないことが示唆されています*。これらの多くの子どもたちにとって，その原因は，背景としての白い紙面のなかに書かれた黒い文字を読むことの難しさ，蛍光灯の下での作業をじっと座ってやっていられないあるいは集中することができない苦しい状況にあるのかもしれません。SSS のある多くの子どもの振る舞いは ADHD に似ていますし，ADHD と合併している可能性もあるのです。学校のなかで ADHD のような振る舞いが場面選択的に

＊訳者注：薬物の製法の進歩によって，このかぎりではなくなる可能性は，もちろんあります。

生じることがあるときは，それはもしかしたら SSS があるかもしれないのです。有色フィルターは，視知覚の機能のバランスを整えたり，注意集中させるための新しい方法なのです。

● 頭部外傷，脳震盪，むちうち

時どき起きる些細な転倒も含めて，頭部外傷を経験したことのある人は，意識レベルの変化，頭痛，光の過敏性，読みの困難を経験しているかもしれません。これらの症状は時間がたつと緩和されてくるのではなく，むしろ困難をもたせ続ける可能性があるのです。これらの問題は，医療の専門家によって受け流されてしまい，その人たちは，静かに苦しみ続け，いちいち調整調節を強いられています。あなたは以前と同じように簡単に物事ができないということがわかったからといって，頭部外傷によって重度障害者になってしまったと思う必要はないのです。

アーレン法によって緩和される頭部外傷の身体的影響（どんな些細なものでも）は3つのカテゴリーに分けられます。身体的不快，認知，もしくは学習と行動の困難です。発作，協調性の運動不全，頭痛，活動性のめまい，疲労，そしてふるえのような異常な動きは有色フィルターを装着することで改善されることがあります。さらに，注意集中も改善されることがあります。有色フィルターを使うことで，頭部外傷からくる動揺，興奮，不安感を和らげることができる場合があるのです。

知識のある専門家は，問題のいくつかが，部屋の照明，壁や床の模様，鮮やかな色，高いコントラストという視知覚に関係するものによってもたらされている負荷であると気づいています。アーレン法は，有色フィルターをうまくフィッティングすることによって，脳がストレスだと感じる不快な波長の光を取り除いてくれるのです。これは脳機能のバランスを整え，ストレスを軽減し，脳がより簡単に視覚情報を処理できるようにして，最終的には，気分がよくなると同時に脳の機能が改善されるのです。

● ASD（自閉症スペクトラム障害）

自閉症の原因はいまだ解明されていません。そして，どんな自閉症にも効果

的な治療方法もありません。この分野での研究は，自閉症児の脳の情報処理は，典型発達の子どもとはまったく異なっており，視知覚の仕方も異なっているとされています。これらの一部の自閉症児にとっては，対人的な困難は，特定の光がある環境でその光をがまんしたり，物を正確に見るということの困難の要因がある結果，そうなっているのかもしれません。

あいにく，医師たちのなかで一部の人は，視力が正常なら視知覚の問題は実在しないと考えているのです。自閉症でSSSもある人にとって，視覚情報は強い刺激や過重負担となり，その人を苦しめている原因となっている可能性があります。視覚情報を処理する困難は自閉症でSSSもある人の約50%に影響を及ぼし，ある研究では，その割合はさらに上がっていくかもしれないことが示唆されています。これらの人たちにとって，感覚の重荷を減らすことは機能の改善につながり，視覚に加えて，聴覚，味覚，嗅覚も改善されることになる可能性もあります。

アーレン法は，SSSのある人が，過敏な光の波長が何かを見いだすことによって，視覚処理に関連する感覚の問題に焦点を当てているのです。どの波長の光が問題を軽減するかを見つけることが，この対処法の成功のカギとなります。そして，それは検査者のコミュニケーショ能力によって左右されるのです。スクリーニング検査では，子どもを指示に従わせたり，質問に答えさせたりする必要はありません。有色フィルターを装着したときに，検査者が子どもの快か不快かの表情を読み取れれば，幼い子どもやまだしゃべれない子どもでも検査を受けることができます。

有色フィルターを眼鏡のようにかけるので，眼鏡やゴーグルをつけることをがまんできる自閉症児であれば検査を受けられます。この方法は非侵襲性のものです。単純なことですが，正しい色を選ぶことが重要となります。間違った色を選んでしまうとさらにストレスが増え，視知覚の問題はひどくなってしまい，物事は悪く進んでしまうのです。

● 頭痛，偏頭痛，その他の身体的苦痛

さまざまな国の医師からの報告によると，アーレン法は頭痛，腹痛，不眠，偏頭痛，めまい，疲労といった身体的な症状に効果を与えることも示唆されて

います。多くの人たちは有色フィルターを装着することで，これらの問題が解決できるということは考えもしないでしょう。

　研究では，これらの問題の改善は，有色フィルターを使っている人の群と有色フィルターを使わない人の群を比較することによっています。これらの研究は，有色フィルターを使うことで，脳の視覚処理を改善させるだけでなく，学習や行動を遂行するための中心的な役割をも改善することを強調しています。脳は，環境から情報を受け取り，その情報を分類，保存し，そしてそれらの情報のすべてを正確に統合処理をしてまとめなければなりません。これは単純な作業ではありません。脳は，コンピューターのように，情報処理活動の途中で，ショートしたり，ある問題に出くわしたりしているかもしれません。そのコンピューターの処理が途中で妨害されたりして，正確な情報を伝えたり使用したりする能力に悪影響を及ぼしてしまい，私たちの脳は，ある特定の状態で全体的に機能的な困難をもってしまいかねないのです。アーレン法で救える人たちには，蛍光灯の光やコントラストの強いもの，鮮やかな色，特定の柄や模様は，脳のショートの原因になるのです。それが，読み書きのような視覚的な活動に負担をかけ，ストレスを生じさせることでしょう。その結果，頭痛やその他の身体症状が出てくるのです。

　いうまでもなく，これらの症状の原因は，まず医学的な検査を受け，治療しなければなりません。しかし，子どもの頭痛に医学的な理由はないことが多いとか，ストレスがその原因だとかということをあなたは聞いたことはありませんか。

　医学の専門家は，頭痛のきっかけとなっているその一部に光，とくに蛍光灯や白黒のコントラストがあるということに気づいていないこともあります。そして，多くの人たちは彼らのこういった環境からの影響によるストレスを知らないのです。ましてや，子どもたちは自分たちが何に苦しめられているかなどわかるはずもありません。多くの子どもたちは頭痛の原因を知りません。しかし，敏感な親はしばしば子どもが学校に行っていない週末や夏休みにこれらの症状の頻度が少ないことに気づきます。

　また，厄介なことには，子どもたちがふだん，頭痛，腹痛，眠気，めまい，不安をもっていることがあまり想定されていないということです。したがって，

彼らの訴えは，よく無視されたり考慮されたりしないことがあるのです。しだいに彼らは，誰も心配してくれないので，それらの症状を訴えることをやめてしまいます。しかし，頭痛は，注意集中や行動遂行に影響し続けることになります。

　子どもが学校の勉強をすることから逃げるためにそういった症状をでっちあげるということを考えるよりも，症状についての医学的な基盤がないときは，他のことを考えましょう。医学的な基盤なしで，その症状が現実的に部屋の照明といった環境による引き金によるもの，あるいは読むということやその他の視覚活動が原因となっていることがあるのです。

医療の状況

　それ以外に，感覚的に照明や視覚活動からのストレスに苦しむ人たちはいるのでしょうか。研究的には，さまざまな病気や症状と結びついているSSSに似た症状に関するアーレン法の効果研究がちょうど始まったところです。自己免疫性の病気，糖尿病，慢性疲労症候群，繊維筋痛症またはトゥレット症候群のある人たちがもつSSS症状が一部軽減させることができるようです。しかし，有色フィルターを装着することで，医学的な治療の代わりはできません。主治医が指示した治療法の代わりに使われるべきものではないことは，いうまでもありません。

まとめ

　これで終わりにします。具体的なSSSの対処法としてデザインされたアーレン法は，子どもの問題を解決するための気持ちに刺激を与え，チャレンジする気持ちを促し，励ましてくれるのです。この本がもたらす新しい世界を，この本を読むことによって知り，直接的に利益を得られたり，この新しいアーレン法の過程を経て，自分に合った有色フィルムやフィルターを手に入れられたりする人が出て，新しい世界を楽しめるようになることを私は望んでやみません。

さまざまなコントラスト

　ここからの色のページは、皆様に色があることによって、もしかしたら見え方がよくなることがあるかもしれないことを体験していただくために、ついているものです。これらのページで、とくに紙面が見やすいページがありますか？

　もしある場合には、詳しく調べると、アーレンフィルターのフィッティングをすることが、あなたにとってさらなる助けになるかもしれません。またそこまでいかなくても、自分が何か本を読んだり、コンピューターの画面で作業をしたりするときに、背景色を変えることによって、目が疲れにくくなることがあるかもしれません。いろいろと工夫の余地があります。

　なお、原書では、これらの色のついたページに、アーレンシンドロームのこととは関係のない恋愛に関する文章が書かれておりましたが、ここでは、監訳者である私が、アーレンシンドロームに関することを書きました。

● アーレンシンドロームとの出会いとこれまでの経緯

　「監訳者まえがき」にも書きましたが、私がアーレンシンドロームと出会ったのは、2002年から文部科学省の長期在外研究員として英国のマンチェスター大学に行っていたときのことです。たった10か月の期間でしたが、私は、この間、周辺にある地域のいろいろな学校に出かけていき、イギリスの通常学校または特別支援学校で行われている支援ニーズのある子どもたちへの支援を見てきました。

　そのなかで、ある学校区の教育委員会にあるリソースルームの見学をしていたときです。そのリソースルームに勉強にきていた7人くらいの小学生に対して3人の読みの専門教師が読み書きの指導をしていました。小学生のなかの1人、5年生くらいの男の子が、サングラスのような濃い色のレンズの眼鏡をしているのに気づきました。教室のなかなのに、なんであんな濃い色のサングラスをしているんだろうとは思いましたが、そのときにはあまりそれ以上に気にかけることはなく、そこにいた先生たちにもそのことを尋ねることはしませんでした。別のハイスクールで、やはりリソースルームに読みの指導を受けにき

ていた8年生（日本でいえば中学校2年生）くらいの女の子が，今度は，教科書にローズ色のフィルムをかぶせて読んでいました。その指導をしていた読みの専門教師のポーリン・バーバーが，「この子はね，これをページにかぶせないと文字が飛び出して見えてしまうの」と言いました。はじめは，どういうことかまったくわかりませんでした。「文字が飛び出して見える？」どういうことでしょうと考え込んでいましたら，「このことについて知りたければ，ジョンのところに行くといいわよ。私もそこで教えてもらったの」と言いました。

そこで，さっそくアーレンセンター北西地区（Irlen Institute North West）に連絡をとり，そこでアーレン診断士でありセンター長であるジョンの3日間の講義を受けました。まず，スクリーナー（Irlen Screener）になるための講義を受けました。2日間の座学での講座を受けたうえで，その後，実際にスクリーニングの手続きを10人の人に実施しました。私は，私の娘が通う日本人補習校にやはりお子さんを通わせている保護者の方たち10人に協力してもらいました。快く協力者を引き受けてくださり，スクリーニングの手続きを練習させていただきました。そのスクリーニングの過程で，普通に生活している人のなかにも，実は有色フィルムによって印刷物がより見えやすくなる人もいることを知りました。私にとっても，その方にとってもよいことを見つけた感じがしました。その後，また1日の座学のまとめの講習を受けました。そこで，スクリーナーというアーレンスクリーニングができる資格を取得したのです。

日本に帰ってくるとアーレンセンターの英語のホームページの関係者リストから，私の連絡先を知って，アーレンスクリーニングを受けにくる人たちがけっこういました。アーレンセンターのホームページは，英語ですので，初期のころは，日本にいる欧米人もよくやってきました。私は，日本人の支援のために，これを勉強したという思いがありましたが，はじめは，日本にいる欧米人のためにやっているような感じだなと思ったころもありました。しかし，徐々に英語のホームページを読んだ日本人の来談者も多くなってきました。

私は，まず，これらの人たちに対してスクリーニングを実施しながら，これらの人たちの問題は，本当に存在するのだろうか，ヘレンが言うところの視知覚の問題なのだろうかと，自問自答しながらやってきました。自分がそれらの人たちの問題や悩みを聞くことで，実感していくことも大切であると思いまし

たので，スクリーニングの過程で，どのように見えるのかの訴えに十分耳を傾けようとしてきました。

このような人たちの悩みは，「実際にあるのだ」ということを実感として感じましたし，研究的に個別の事例を診てきました。しかし，アーレンスクリーニングができて，その人にアーレンの問題が存在しているということがわかっても，その人たちを，有色フィルムだけで完全に支援することはできません。レンズをフィッティングすることができなければ，何も支援できないのです。そのようなジレンマを抱えていたために，アーレンの国際会議があるときに，ヘレンに会って，私がやった研究の一部をお見せしたりして，診断士としての訓練を受けさせてもらえるよう頼みました。そして，ヘレンの理解と協力で，アーレン診断士のトレーニングを受けられるようになりました。

ちょうどこのときに，幸運にもこのアーレンシンドロームの研究のために科学研究費補助金も受けることができました。そこで，それを資金の一部とすることで，アーレン診断士のトレーニングと勉強をするために，再度，アーレンセンター北西地区のジョンのところに行きました。本来ならば1週間のコースですが，ジョンは日本人で英語に不慣れな私のために，週末に気分転換できる2日を設けて，2週間の設定でトレーニングをしてくれました。はじめは座学でレンズの光学的な特性を学び，中盤からはジョンが実際にレンズのフィッティングをする場面に陪席し，後半は，自分自身で当事者の方たちにレンズのフィッティングを行うという実習でした。私が希望して受講しに行ったのに，英語に自信がないので，当事者の方の訴えをちゃんと聞いて判断できるかどうかとても心配で，ジョンに，「できないんじゃないか」などと弱音を吐いたりしました。しかし，ジョンは，「あなたならできるわよ」と応援してくれました。レンズのフィッティングは，ジョンのセンター内だけではなく，アーレンシンドロームのある当事者の方がいる大学や短大に出かけ，その学校の学生相談室で行ったりしました。イギリスではそのように，大学やその他の学校から依頼を受けて，学校現場でフィッティングを行うこともあるのだ，ということも知ることができ，とてもよい勉強になりました。

その実習では，数人の方のレンズのフィッティングを行いました。この翻訳本の文中に紹介されているように「トンネル現象」という見え方がある方に対

してフィッティングを行わせていただきました。その当事者の方は，「そうそう，まるで紙を丸めて筒状にしたその中から見ているみたいに，周りがよく見えないの」などと一生懸命に説明をしていました。また，別の当事者の方は，紙面にいろいろな色のつぶつぶのドットが見えると言っていました。さらに，別の当事者の方は，目の調子が悪く，眼科にも行ったけれど異常なしだったために，アーレンレンズのフィッティングを大学から紹介されて，その日に行うことになったのですが，レンズの色の調整が非常に難航するケースでした。そのような場合に，どうしたらいいのかジョンに聞きながら，通常の手続きに付加的な手続きを加えたやり方を合わせて行いながら，フィッティングをしました。しかし，それらの当事者の方々の訴えは，色の調整がよくできたレンズを装着すると，見え方が格段にComfortableに（心地よく）なったという感想も聞くことができました。

日本における活動

これで，日本にいるアーレンシンドロームに悩む人に対して，一定の支援ができるようになる土台ができました。

さて，日本において，有色レンズをフィッティングするということは，医療行為となるのかどうか，私がそれをやっていいものかどうか，その辺の確認も必要でした。その辺はクリアできるようでしたが，本当は，眼科医と協力しながらやっていきたいと思っていました。しかし，当時は，発達に興味のある眼科医は少なくとも私の周りにはいませんでした。さらに，レンズ会社とも連携をとっていきたいと思いました。おそらく日本のレンズ会社などに発注できたら，光学的にももっとよいレンズを安く購入できるようになるのではないか，などとも思いました。この辺は，この先，もっとよい状況が生まれるかもしれませんので，期待していきたいと思っています。アーレンレンズをフィッティングした人たちがその後，どう生活が変化するのか，また，その都度出てきた問題を話し合うなどの情報交換をする場をつくることにしました。「アーレンの会」と称して，当事者の方々に集まっていただき，私たちスタッフと昼食を一緒にとりながら話す会をつくりました。

そこでの皆さんの体験談などはとても勉強になりましたし，クライエントど

うし，互いにもっている悩みや体験を共有できる会となっていると思います．年に2回ないし3回のペースで行っています．

「アーレンの会」では，いくつか特徴的なことが話されています．

Aさんは，「町の中で自転車に乗っているとき，歩いているときに，よく電信柱にぶつかることがあった」と言っていました．また，「数字の9や8などのすぐ横にある1というのがわかりづらくて，見落としたりした」などと話していました．また，Bさんの視界は，時に上下に，時に左右に，時に斜めに切り替わりながら揺れていました．切り替わるので，その変化は自覚できたため，Bさんは，幼いころから，両親に「視界が揺れる」と訴えてきました．しかし，両親は言われていることの意味がわからずに，「ああ，そうなの？」などとあまり真剣にその内容を理解しようともせずに聞き流してきたとのことでした．また，Cさんは，見えにくさがあるので，アーレンレンズをかけると仕事もはかどるが，それとは別に，自分には「共感覚もあり，文字を見ると，種類によって，色がついているので，それは手がかりともなった」と話していました．Dさんは，楽譜にある五線譜の線が動いて絡み合ったりして見えるので，楽譜を読むことができなかったのですが，耳で聞いたとおりにピアノを演奏することはできました．でもそうしたら「あなたは，楽譜が読めもしないくせにピアノを弾くなんて生意気だ」などと言われ，「何でそのようになるのかという理由を考えてもらえなかったのはもとより，変になじられて落ち込んだことがある」という話をしていました．Eさんは，「混んでいる電車に乗っていると，外からの光がまぶしい場所に押し込まれ，そこから移動して光が当たらない場所に移動することもできず，非常につらかった」という経験を話していました．また，「光源に関して，最近，コストがかからないといって話題になっているLED照明が，実は非常に見えにくい」と言っていました．Fさんは，「夜の町中でネオンがたくさんあるところでは，非常に見えにくいし歩きにくい」ということを訴えていました．また，Gさんは，「気圧の変化が見え方に影響し，まぶしい光のある日ではなく，曇っている日でも見え方に調子の悪いときがある」とも言っていました．「耳がよく聞こえるので，両親が内緒話を1階でしていても，それが2階にいる自分に聞こえてしまう」など，他の感覚の過敏性を口にする人もいます．Hさんは，お子さんが知的障害のある自

閉症スペクトラム障害で,「今までは運動会で横を向いて走ってしまい,ゴールまでたどり着かなかったのが,アーレンレンズをかけて走るようになってから,ちゃんとゴールにたどり着くようになった」と話す方もいました。

　このようなことは,どうしてそうなるのか,これから研究的に証明していかなければならないこともあると思います。この「アーレンの会」で話される当事者の方たちの経験談は,非常に参考になります。

● アーレンシンドロームについて

　このような有色フィルムやフィルターのような物理的な補助具によって支援できる視知覚の問題,すなわち,光の過敏性の問題について,ヘレンは,Scotopic Sensitivity Syndrome（本文中には SSS と略してある）という用語を提唱しています。この本文中にも書いてありますが,Scotopic という本来の意味として用いているわけではない造語です。これが時を経て,ヘレン・アーレンが見つけたことという意味で,周りの人たちからしだいにアーレンシンドロームと呼ばれるようになってきました。シンドロームとはいっていますが,これは,いずれも医学用語ではありません。私もこれまでどうやって日本語に訳したらいいのか考えてきました。Scotopic Sensitivity Syndrome と英語で記すか,スコットピック・センシティビティ・シンドロームとカタカナで書くか,または「光の感受性障害」や「光の感覚過敏」などと言うかとも考えましたが,結局,アーレンシンドロームとそのまま表現するほうがいいのではないかと考えています。

　この本の内容にもあるように,アーレンシンドロームとは,視知覚に関する問題であるため,読み以外にも,見えることに影響を及ぼします。

　たとえば,教科書を読んだり,黒板に書いてある文字を読んでノートに書き写したりすることについては,当然,見るという行為が関係していることになりますので,このような学業の問題にも関わってきます。また,見ることがつらくエネルギーを使うために,注意の集中が困難になったりすることもあるので,ADHD と診断されていても,もしかしたら見え方の問題である可能性もあります。書いた文字がマス目をはみ出してしまう,ボールをうまく受け取れないなど運動の問題だと思われていたものも,もしかしたら見え方がうまくい

かないための問題かもしれません。床が動くように感じる，物が迫ってくるように見えるなど，精神疾患の問題ではなく，見え方の問題かもしれません。このような問題は，当事者に生まれつきありますので，自分が見えているものが，見えづらいものなのかどうかも意識することができないでしょう。ましてや，他人と見え方が違うということなどわかるはずもありません。

そこで，問題を抱えた人の周囲にいる人たちの観察がとても大事になります。

この本のはじめのほうにもチェックリストがあります。それらは，読むということを中心にしたチェック項目ですが，問題は本を読むときにだけ起こるのではありません。

まず，何か問題を抱えた人は，光に対して，まぶしさを感じやすかったり，まぶしい光の下にいると頭が痛くなったりしないでしょうか。また，暗いところで本を読みたがったり，物を見たがったりしないでしょうか。すぐに目の疲れを訴えたり，目の疲れから涙目になったり，目を頻繁にこすったり，過剰にまばたきをしたり，そわそわしたり落ち着きがなかったりしないでしょうか。

算数では，数字の桁をそろえて書くことができなかったり，桁を書き間違えることもあるでしょう。また，文字を書くときに文字と文字の間隔がかなり異なってしまったり，文字がきれいに書けない，マス目からはみ出してしまうということもあります。普通の文字が書いてある本だけではなく，音楽の楽譜を読めないということもあります。コンピューターの画面を見ると，非常に疲れる，見にくいということがある人もいます。また，プロジェクターで映し出されたスライドを見る，黒板やホワイトボードなど，やや遠くの物を見るときに見にくさを感じる場合もあります。あるいは，階段が揺れて見える，床がしなるなど，環境的なひずみとして見える場合もあります。これらすべての症状を1人の人が抱えるのではなく，1人ひとりが抱える症状は部分的であったりします。

ここで気をつけていただきたいのは，これらの症状があることがうかがえる場合に，そのすべてがアーレンシンドロームに起因しているわけではないということです。その他の可能性も十分にあります。その他何か疾患がある場合，あるいは学習障害やADHDなど発達障害から起こっている場合もあるでしょう。他の可能性についても，きちんと検査，診断してもらう必要があります。

ヘレンも言っていますが、アーレンシンドロームは、1つの困難さの可能性であり、問題のすべてではなく1ピースにすぎないということです。
　このような視知覚の問題が「ディスレクシアの人にすべてある」とは、ヘレン自身も誰も言っていません。しかし、研究者のなかには、ディスレクシアと言われる人たちに有色フィルムを用いた場合に読みの速度などに変化がなかったので、このような「有色フィルムによって支援されるアーレンシンドロームは存在しない」というような言い方をしている研究も過去にはありました。しかし、それは違います。視知覚の問題であるアーレンシンドロームと認知の問題であるディスレクシアとは、情報処理過程のなかで考えれば、レベルの異なる問題であるわけです。当然、ディスレクシア＝アーレンシンドロームではないのです。この本を読むと、それがよく理解できると思います。

● アーレンシンドロームと感覚過敏

　私たちの研究によると、アーレンシンドロームのある人は、視覚の過敏性だけではなく、聴覚や触覚など他の感覚過敏も多くもち合わせている人が多いです。視覚の過敏性が和らぐことで他の感覚過敏性も和らぐという傾向があります。他の感覚への影響がどうして出るのかについては、「1つの感覚が落ち着くと、他のことに対して意識を向けることができるからではないか」などの話もうかがっていますが、そのようなことについても、今後の研究が必要であると考えています。
　いずれにしても、アーレンシンドロームのある人には、有色レンズを装着したらすべて解決される、と考えるのではなく、視覚以外の他の感覚過敏には、どのようなものがあるかを注意深く検討し、ご本人に尋ねていくなどする必要があります。他の感覚の過敏性のゆえに、身体的な苦痛などを受けている可能性もあります。それらに対する理解も必要になってきます。有色レンズで解決できることとさらに別のアプローチが必要なことがあります。

　この本が出版されることによって、視覚に過敏性があるアーレンシンドロームのある人だけではなく、他の感覚過敏のある人たちに対する理解も深まることも願ってやみません。

索 引 (50音順)

あ 行

アーレンセンター　54, 114
アーレン法　54, 146, 177-179, 182-188
暗所視　31

医療の状況　188
『色を通して読む』　28
印刷の解像度　33, 39

運動障害　87-88
運動スキル　⇨ 粗大運動

SSS（Scotopic Sensitivity Syndrome）
　（遺伝と―）　61
　（―の影響）　2, 3
　（―の大きさ）　2
　（奥行き知覚と―）　120-121
　（音楽と―）　124
　（書きと―）　125-130
　（学習障害と―）　91-98
　（―からの態度の問題）　117
　（―からの行動の問題）　115-116
　（自尊感情と―）　119-120
　（数学と―）　125
　（スクリーニングと―）　131-150
　（スポーツと―）　122
　（ディスレクシアと―）　102-114
　（脳と―）　61
　（フィルターと―）　151-155, 159-160
　（有色フィルムと―）　144-146
　（読みと―）　63-81
SSSの診断　4, 131-150

エネルギーレベル　33

オートン・ギリングハム法　79
オートン・ディスレクシア協会　102, 113-114
オーバーラップ現象　44
奥行き知覚　33, 57, 101
音声学　79-80

か 行

外傷性脳損傷（TBI）　183
回転現象　45
学習障害　8, 16, 27, 83-98, 100-101, 120, 152, 161, 171
　（遺伝的要因における―）　86-87
　（SSSと―）　90-96
　（―からの問題）　85-86
　（脳と―）　87
　（―の原因）　86-87
　（―の対処法）　96-98
　（―のタイプ）　87-89
　（―の定義）　83-84
　（―を評価すること・アセスメント）　89-92
過剰なコントラスト　35
カリフォルニア州立大学ロングビーチ校　17
感覚運動統合訓練　20

記憶　87-88, 101, 107
教育的な検査　11-13, 17

蛍光灯の照明　34, 59, 75, 150, 173, 183, 184, 187

197

言語学的方法　79
言語経験アプローチ　79

光背現象　40
国際神経学会連合　100

さ　行

サミュエル・オートン　102
算数障害　33

シーソー現象　49
シェイキー現象　47
視機能訓練　11, 20, 23, 60
自己免疫性の病気　188
持続的注意の欠如　51
自尊感情　57, 58, 85, 98, 101, 119-120, 171-172
視知覚　87
　―のひずみ　1, 6, 24, 46, 51-52, 60-62, 65, 73, 78, 80, 91, 105, 107, 137, 152, 154, 164, 166-167, 170, 179, 181
シックスティ・ミニッツ　27-29, 112-114
シドニー大学　28
自閉症スペクトラム障害（ASD）　183, 185
集中力　85
上手な読み手　22, 24, 67, 103, 142
身体的苦痛　186

頭痛　34, 35, 39, 51, 52, 72, 73, 157, 185-188

斉読法　79
全障害児教育法　83
洗浄現象　36-38, 70, 104

粗大運動　33, 91

た　行

ダーレ・ジョーダン　53
多動性／被転導性　87-88
単語全体アプローチ　79

注意欠如障害（ADD）　33, 75, 89, 111, 184
注意欠如多動性障害（ADHD）　183, 184
注意の範囲　33
注意力の散漫さ　91, 107
抽象的な推理　85
聴知覚　87-88
治療教育　5, 10, 17, 19-20, 64, 108, 134, 165-166, 168, 175, 182

ディスレクシア　7-8, 33, 99-114, 152
　（SSSと―）　102-114
　（―からの問題）　101
　（脳と―）　102
　（―の原因・要因）　102
　（―の定義）　99-101

動機づけ（モチベーション）　117
糖尿病　188
トゥレット症候　188
読解　65, 74, 77, 91
トンネル読み　46, 50

な　行

仲間からの圧力　170-171

脳障害　84
脳震盪　86, 183, 185

は　行

吐き気　54, 72-73

発達性失語症　84
光の感受性　33-34
光の感受性障害　⇨ SSS
非効率的な読み　52
標準化検査　10, 16, 19, 76-78, 91-92, 103, 132, 135, 180-183
標準化された知能検査や（他の）心理検査（標準化検査）　9, 25
疲労　39, 52, 72, 75, 142, 180, 185, 186

ファーナルド法　79
（有色）フィルター　7, 26, 60, 61, 78, 80, 105, 127, 128, 149-155, 157-160, 163, 166-167, 170-172, 178-180, 185-188
（有色）フィルム　5, 24-26, 78, 132, 135, 141, 144-149, 151-153, 173-174, 178-179, 183, 188
フォトスペクトルメーター　26, 155
腹痛　186-187

ペア・リーディング法　79
米国公法　83
偏頭痛　186

ポール・ウィティング博士　28
ぼやけ現象　48

ま　行

マーゴ・ヘミングウェイ　99
慢性疲労症候群　188

見え方のゆがみ　24, 62, 104, 139, 145, 153, 168, 170, 173-174

むちうち　183, 185

めまい　185

問題行動　89

や　行

有色フィルター（フィルムやレンズ）　78
有色レンズ　5, 25-27, 113-114, 141, 148-149, 160

読みの情報処理過程　33, 68, 70, 74
読みの治療教育　2, 6, 78, 109, 134
読みのトンネル現象　⇨ トンネル読み
読みの問題　16, 178, 184
読みや学習の問題　2

ら　行

リバー現象　42

『ローズ色の眼鏡』　28
録音本　79

謝　辞

　新しいアイデアは，私以外の人たちの支援や献身的愛情がなくては，ここにありません。学習や読みについて，すでに確立した信念に対してチャレンジすることは，現実を知らない高慢な理想主義者の探究者のようにこれまで何度も言われてきました。アーレン法が受け入れられるまで，多くの人の貢献があります。私を支えてきてくれたそのような人たち，1人ひとりに対して，私は感謝したいと思います。

　ラディー・シュー（Rudy Shur）は，この本を書くよう勇気づけ，私にビジョンを与えその機会を提供してくれました。

　ボブ・フィリップ（Bob Phillips）は，私の興味深いがまとまりのない話を，論理的に，順序立てて，構造化してくれました。この本を書くためのあなたは，表に見えませんが，重要な貢献をしてくれました。

　既存の信念やシステムに対してチャレンジを始める初期のころから私を勇気づけ手助けをしてくれ，対立する立場の人に直面したときでさえ私を支えてくれた人たち，ロバート・エィウィン博士（Dr. Robert Awan），デイブ・サンフィリッポ（Dave Sanfilippo），そしてゲン・ラミレズ博士（Dr. Gen Ramirez）。あなたたちは私のサンチョパンサのような忠実な従士です。

　グレッグ・ロビンソン博士（Dr. Greg Robinson），ポール・ウィティング博士（Dr. Paul Whiting，ダーレ・ジョーダン博士（Dr. Dale Jordan），ジェフ・レウィン博士（Dr.Jeff Lewine），ロバート・ドリン博士（Dr. Robert Dorin），バート・ビリングス博士（Dr. Bart Billings），ビル・ヘンドリック博士（Dr. Bill Hendrick），エリス・ドーレイン（Elsie Dorain），マサチューセッツ州代表ミカエック・ロドリジー（Michaek Rodrigue）という世界にいる人たち。あなたたちは，Scotopic Sensitivity Syndrome を自分たちの生涯の仕事の一部としてくれました。教育的な見方を改革することができるものとして，SSS の信憑性を得るために戦ってきてくれた人たちなのです。パット・スタンレイ（Pat Stanley），パッド・ジョンソン博士（Dr. Pat Johnson），そして，この対

処法を世界中の子どもたちや大人たちが利用できるようにアーレン診断士やスクリーナーとなってくれたすべての専門家たち。SSSに対するあなた方の努力がなかったら，これは単なるアイデアにすぎなかったのです。心から感謝します。

ジョー・ウァシュバ（Joe Wershba）は，『シックスティ・ミニッツ（60 Minutes）』のプロデューサーでした。彼は，テレビを見る人たちがこれに注目することを確信してくれました。ジョー，あなたは，SSSのある人たちが彼らの傷つき，屈辱，失敗の物語を語りやすいように，尊厳と思いやりをもって彼らに対応してくれました。あなたとモリー・サファー（Morley Safer）は，対立する立場の人に対して立ち向かい，そしてSSSが語られる必要があるということを伝えてくれました。

シェリー・ウェル（Shirley Well）は，初期のころから私と一緒にやってきてくれました。あなたは，『シックスティ・ミニッツ（60 Minutes）』の放映直後に，どっと押し寄せた多くの電話や依頼をさばき，私の混乱を整理してくれました。あなたの熱意と献身的な寄与が，その混乱状態から私を適切な状態に変えてくれました。

この本を，SSSがあり生活するのに苦労している人たちに対して捧げます。それらの人たちは長年，なぜ彼らが何も習得することができず，なぜ失敗にうちひしがれなければならないか，理解されずにいました。しかし，あなた方は，あなたがずっと抱えてきた困難とその状態を私に語り，分かち合う機会を提供してくれる意思をもってくれました。もしあなたたちの勇気と意思がなかったら，SSSはまだパズルの隠された1ピースのままでした。あなたたちは，自分自身の問題に対する重要な洞察を，私に対して情報提供し，当時の専門的な判断とは別に，私の考えに信憑性と確信を与え，価値を与えてくれました。この本に書いてある言葉は，あなたたちの言葉なのです！

これを書いたことを歓迎してくれる世界中のすべての子どもたちと大人たちに感謝します。ありがとうございます。

そして，私の夫ロバートと私のすばらしい子どもたち，デイビッドとサンドラ，私の家族に，私に対する愛情と献身に感謝をします。愛を込めて。

監訳者紹介

熊谷恵子（くまがい・けいこ）
筑波大学人間系教授　博士（教育学）東京都出身

九州大学理学部化学科卒業，理科系の職業を経て，筑波大学大学院教育研究科障害児教育専攻修了，筑波大学大学院博士課程心身障害学研究科単位取得退学，その後，筑波大学助手・講師・助教授・准教授を経て現職。筑波大学大学院教育研究科特別支援教育専攻専攻長，言語聴覚士，臨床心理士，学校心理士スーパーバイザー，特別支援教育士スーパーバイザー。発達障害のある人の支援にかかわる研究を専門としている。
主な著書として『長所活用型指導で子どもが変わる』No.1～3（図書文化社），『スクールカウンセラー200%活用術』（図書文化社），『日本版KABC-Ⅱ』（丸善）など。

訳者紹介　〔　〕内は担当章

熊谷恵子（くまがい・けいこ）
　〔監訳者まえがき，第1章～第3章，さまざまなコントラスト〕
稲葉七海（いなば・ななみ）
　明治大学理工学部卒業　〔第4章～第6章〕
尾形雅徳（おがた・まさのり）
　筑波大学大学院教育研究科特別支援教育専攻修了　〔第7章～第11章〕

　［関連情報］
Irlen Institute
　www.irlen.com
筑波大学心理・発達相談室
　http://www.gakko.otsuka.tsukuba.ac.jp/?page_id=163
熊谷恵子研究室
　http://www.human.tsukuba.ac.jp/~kkumagai/

アーレンシンドローム
「色を通して読む」光の感受性障害の理解と対応

2013年10月31日　初版第1刷発行　　　　　　　　　　　　〔検印省略〕
2019年 2月28日　初版第2刷発行

　　　　　　　　　　　著　者　　ヘレン・アーレン
　　　　　　　　　　　監訳者　　熊谷恵子
　　　　　　　　　　　発行者　　金子紀子
　　　　　　　　　　　発行所　　株式会社　金子書房
　　　　　　　　　　　　　　　　〒112-0012　東京都文京区大塚3-3-7
　　　　　　　　　　　　　　　　TEL 03 (3941) 0111 (代)　FAX 03 (3941) 0163
　　　　　　　　　　　　　　　　URL http://www.kanekoshobo.co.jp
　　　　　　　　　　　　　　　　振替 00180-9-103376
　　　　　　　　　　　印刷　藤原印刷株式会社　製本　株式会社宮製本所

© KANEKO SHOBO　2013　Printed in Japan
ISBN978-4-7608-2169-3　C3037